発育期の

子どもの
食生活
と栄養

菅原　　園

小野　友紀

麻見　直美

島本　和恵

祓川　摩有

本藤　亜美

学建書院

はじめに

　生命あるものにとって、「生命の維持」は最重要課題です。

　私たち人間にとってその手段は、「食べること」です。しかし現在の日本においては、このことが忘れられがちです。

　お母さんの胎内で生命のスタートをした私たち人間は、「子どもの保健」の領域で学んだ、発育各期の心身の発達に沿った「子どもの食と栄養」によって、健やかな心と身体を育て、生涯の健康の基礎をつくっていきます。発育期の子どもに対する栄養学の知識をきちんと理解し、子どもたちに望ましい食生活や食文化を伝えていくことが、今、保育にかかわるすべてのおとなに求められています。

　私たちのまわりに食べ物があふれている環境下で、安易にただ空腹をみたせばよいという、食事とはいえないような食事をとっている状況、科学的な根拠に基づかない情報にまどわされている状況を、「食育」をとおして、よりよい食生活がおくれるようにすることは、保育にかかわるおとなの責任です。発育期の栄養学の知識に基づく「食育」は、乳幼児期以降の生涯の食生活にも影響を与えます。

　このように保育士には、乳幼児期の子どもに「食べること」をとおして望ましい食生活を教えるばかりでなく、家庭や地域への支援も期待されています。子育てに自信のない若い父親、母親への支えになってあげるのも保育士に期待されている大切な役目です。園のスタッフ全員の連携で、その期待に応えたいものです。なお、緊急時・災害時の備えとして、日ごろから保護者との連絡を密にしておくことも大切です。人生のスタートをきる幼児期の子どもたちに、日本人としての食生活の基礎をしっかりと築き、子どもたちの心身ともに健やかな成長を助けていきましょう。

　本書の刊行に際し、学建書院代表取締役木村勝子氏、編集部長大崎真弓氏、馬島めぐみ氏をはじめ多くの方々に大変お世話になりました。厚く御礼申し上げます。

　2013年1月

著 者 一 同

もくじ

1　子どもの健康と食生活の意義

A　子どもの心身の健康と食生活 ································· 2

　1　おとなの食生活が子どもの食習慣を決める ············· 2
　2　心を育む食事の場 ································· 3

B　子どもの食生活の現状と課題 ································· 4

　1　子育て家庭の現状 ································· 4
　2　子育て支援対策と食の健全育成 ················· 5
　3　保育士に求められる食の健全育成の課題 ········· 7

2　栄養に関する基本的知識

A　栄養の基本的概念と栄養素の種類と機能 ············· 8

　1　なぜ食べるの？　栄養とは ··················· 8
　2　栄養と食卓に並ぶ料理 ······················· 9
　3　食べたものが，生命維持活動に利用されるまで ····· 10
　4　栄養素などの食品成分と，そのおもな働き ········· 11

B　食事摂取基準と献立作成・調理の基本 ··············· 20

　1　何をどのくらいどのように食べたらよいかの基準 ····· 20
　2　よりよく食べるための身近なヒント ············· 28
　3　献立作成 ································· 31
　4　食育推進を支える調理の基礎 ················· 32

3　子どもの発育・発達と食生活

A　授乳期の食生活と母乳分泌 ································· 38

　　1　授乳期の食生活の特徴 ……………………………………………………… 38
　　2　母乳分泌のしくみ ………………………………………………………… 40

　B　乳汁期の食生活の特徴 ……………………………………………………… 40

　　1　母乳栄養 …………………………………………………………………… 41
　　2　人工栄養 …………………………………………………………………… 48
　　3　混合栄養 …………………………………………………………………… 55

　C　離乳期の食生活と栄養 ……………………………………………………… 56

　　1　離乳期の食生活と栄養の特徴 …………………………………………… 56
　　2　離乳食の役割 ……………………………………………………………… 56
　　3　離乳の計画と進め方 ……………………………………………………… 58
　　4　離乳食の与え方 …………………………………………………………… 59
　　5　離乳期の食物と調理上の注意 …………………………………………… 68

　D　幼児期の食生活と栄養 ……………………………………………………… 73

　　1　幼児期の食生活と栄養の特徴 …………………………………………… 73
　　2　幼児食の献立作成 ………………………………………………………… 75
　　3　間　食 ……………………………………………………………………… 78
　　4　お弁当 ……………………………………………………………………… 79
　　5　幼児期の食生活の問題点 ………………………………………………… 80

　E　学童期，思春期の食生活と栄養 …………………………………………… 84

　　1　こころとからだの育ち ……………………………………………………… 84
　　2　学童期，思春期の食生活の注意点 ……………………………………… 85
　　3　学校給食 …………………………………………………………………… 90

　F　生涯の発育・発達と食生活 ………………………………………………… 93

　　1　成人期の食生活 …………………………………………………………… 93
　　2　妊娠期の食生活と栄養 …………………………………………………… 93

4 **食育の基本と内容**

A 保育における食育の意義・目的と基本的考え方 ················ 100

B 食育の内容と計画および評価 ································· 102

C 食育のための環境 ··· 104

D 地域の関連機関や職員間の連携 ····························· 107

E 食生活指導および食をとおした保護者への支援 ··············· 108

F 食育の現状と今後の課題 ····································· 109
  1 食育推進基本計画と SDGs ·································· 109
  2 第 4 次食育推進基本計画 ·································· 109
  3 国際社会のなかの日本～持続可能な開発計画（SDGs）·········· 110

5 **家庭や児童福祉施設における食事と栄養**

A 家庭における食事と栄養 ····································· 112
  1 家庭の食事 ·· 112
  2 家族が同じ献立の食事を ·································· 113

B 児童福祉施設における食事と栄養 ··························· 118
  1 保育所 ·· 120
  2 そのほかの児童福祉施設 ·································· 124

6 特別な配慮を要する子どもの食と栄養

A 疾病および体調不良の子どもへの対応 ························· 134

1 嘔吐，下痢 ·· 134
2 発　熱 ·· 135
3 便　秘 ·· 135

B 食物アレルギーのある子どもへの対応 ····················· 135

1 乳幼児期の食物アレルギーの特徴 ·················· 136
2 除去療法 ·· 138
3 食物アレルギーの社会的対応 ······················· 138
4 保育所における「アレルギー児受け入れ」の実際 ······· 141

C 障害のある子どもへの対応 ································· 142

1 摂食の障害と対応 ·· 142
2 摂食機能に合った調理形態 ··························· 143
3 食器と食具 ··· 143

7 緊急時・災害時への対応

A 緊急時・災害時への対応（備え） ························· 146

1 非常食の準備 ·· 146

B 放射性物質の影響と食品の安全 ··························· 150

付表・付図 ··· 151
参考文献 ··· 167
索　引 ··· 169

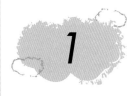

1　子どもの健康と食生活の意義

 ## A　子どもの心身の健康と食生活

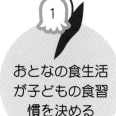

1

おとなの食生活
が子どもの食習
慣を決める

　親と子の関係は，お母さんの胎内に生命が誕生したときから始まります．胎内での発育からつづく親子の絆は，子どもの「心」と「体」の発達の基礎となります．子どもは，生まれてから毎日の生活すべてが自立した一人の人間となって生きるための学習であり，発達過程です．子どもが将来適切な食生活をおくるための「食を営む力」は，胎生期から思春期までのあいだに，子どもを取り巻くおとなの食生活や行動，会話などからの刷り込み現象によって確立されていきます．

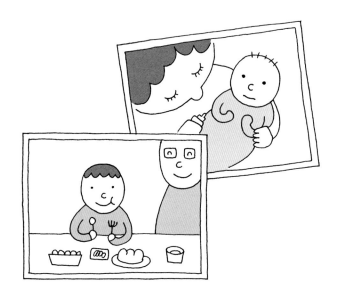

　「食べる」ことは，栄養成分や機能性成分を体内に取り入れるだけでなく，身体的・文化的・社会的環境など，あらゆる面とかかわって刺激を受け，人として成長するための重要な役割があります．

　子どもは，周囲のおとなの行動をまねることから，どんなものを，どのようにして，どんなときに食べるのか，食事のたびに五感を使って感じとっていきます．動物の親が，日々成長の度合いに合わせて食べ物を与え，ときには食べてよいものと悪いものとを判別して教えることと似ています．

　保育士を目指す人は，子どもが乳幼児期の食生活をどのように過ごすかが，子どもが自立したあとの長い人生の健康維持にかかわるというこ

とを知り，幼児期に食習慣の基盤をつくるための支援が求められている
ということをしっかり自覚してほしいと願います．

② 心を育む食事の場

　授乳や食事にいたるプロセスは，心を育む行為でもあるのです．親が
やさしく子どもを抱き，授乳するときの声かけや体のぬくもり，表情は，
お乳を飲んで満足するという生理的満足と同時に，大切にされていると
いう実感を与え，信頼できる相手をつくる「**愛着関係**」を結ぶ機会にな
ります．

　子どもを育てる日々の生活において，愛着関係を育てる機会は多くあ
ります．なかでも授乳や食事にかかわる機会は1日のうち何回もあるの
で，愛情をもって接することが大切です．

　食事の時間は，生きるためのものだけでなく，安心していられる心地
よい時間になっているかをみてあげることも保育士の視点といえます．
はじめは生きるために飲む，食べるという意味合いが大きかった食事
が，やがて人を信頼する心が育つとともに，楽しんで食べる，子ども同
士とつながり，かかわって，みんなで食べることが楽しい，という感情
を育てることにつながり，社会につながる基礎能力を身につけることに
なります．

　近年，十分な食事が与えられない，親が子どもを無視するなどの物理
的，心理的な関わりの不足から，親との愛着関係が結べず，他者との関
係に興味を示さない，喜怒哀楽も希薄な子どもがみられます．このよう
な子どもは，必要な栄養補給が行われていないことが多く，成長が停滞
していることがあります．

　脳を含め，健康な体に健康な心が宿ります．保育士は，子どもの様子
や身体状況，生活状況を把握し，食事の時間も心を育む重要な機会であ
ることを認識し，慈しみをもって優しい表情で接し，声をかけるなど配
慮を忘れないようにしましょう．

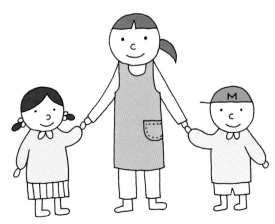

B 子どもの食生活の現状と課題

1

子育て家庭の
現状

　核家族化，人とのかかわりの希薄化，個人の価値観などによって，家庭での子育てに何らかの問題がある場合が少なくありません.

　食べさせる行為は，毎日の子育てのなかで繰り返し行う大切なことです. 親になった人のなかには，それまで食べることや調理にほとんど関心をもたずに生活をしてきた人もいます. また親になったからといって誰でも食事づくりができるわけではありません.

　20〜30歳代の親世代に該当する人々のなかには，自身の健康に気を使う意識が低く，朝食の欠食，バラエティに乏しい料理や食品選択，小食やドカ食いなど，ムラのある食事量による栄養の偏りや不規則な食事時間という問題があります. 食べ方は体格と関係し，生活習慣病発症リスクとなる男性の肥満，女性のやせはこの年代に多くみられます.

表1-1　子育てに影響しやすい親世代の要因

要　因	内　容
核家族化	夫婦とその子どものみで生活し，育児情報が少なく，孤立しやすい
意識の未成熟	大人としての自覚が確立しておらず，親である自覚がうすい
個人の価値観が強い	自分（親）中心の生き方で，子どものために我慢できない場面がある
生活能力の未成熟	家事などの一般生活能力が未熟
不適切な食習慣	朝食欠食，単品に偏る，不規則な食事時間や分量など，問題の多い食事が習慣化している
就労形態の多様化	深夜労働などで生活時間が昼夜逆転し，子育て内容が省略される
世帯収入の減少	衣食住に必要とすべき経済的余裕がなく，精神的余裕もない

　子育てというはじめての経験のなかで，食物の選択や食事づくりに不慣れであったり，関心を持たない人たちが親になった場合，子どもに離乳食や幼児食を食べさせるだけでも疲れてしまい，やがてはどうしてよいのかわからなくなってしまうこともあります. これが深刻化し，ほかの要因と重なって，育児自体の放棄，乳幼児に対する虐待へとつながりかねません. 保育士は保護者の様子についても見守り，支援することが大切です.

　おとなのライフスタイルは子どもの生活環境に影響を及ぼします. 祖父母とは別居し，親子のみが暮らす核家族化や，日中だけではない就業時間の多様化，一人親家庭の増加など，家族が一緒に食事をする機会が少なくなりました. 幼児であっても一人で食事をする，いわゆる「孤食」がみられる場合には，家庭において，幼児期に大切な食体験を増やすこ

とは，実際むずかしいといえます．さらに子育ての孤立や親自身の子ど
もに対する理解不足など，不安や悩みを抱える保護者が増加し，さまざ
まな面で家庭の養育力の低下がみられます．

表1-2　子どもの食事に影響する食べ方

名　称	内　容
個　食	家族がそれぞれ好みのものを食べることや，バラバラに食べること
孤　食	家族の団らんがなく，ひとりだけで食べること
小　食	食べる量が少なく，栄養不足を引き起こす食事量しか食べていないこと
粉　食	パンやめん類，お好み焼きなど，粉もの中心の食事を食べること
戸　食	（戸）外で買ってきた出来合いの料理を食べること
子　食	子どもだけで食事をすること

（若者の食生活研究会 編：トレンディ「食」ショック，芽ばえ社，1991 を参考に作成）

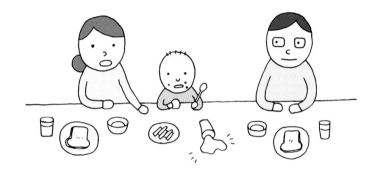

このような現状から，子育ては個人で抱えるのではなく，社会で支援
する体制づくりが推進されています．保育士の専門性には，健康，食育
の面においても幅広く，深いものが求められるようになっています．

2
子育て支援対策
と食の健全育成

わが国の出生率は年々低下し，少子化現象は急速に進み，高齢化が進
行しています．人口減少は今後の経済活動に大きく影響し，医療費や年
金などの社会保障制度が機能しなくなるのではという，国としての問題
が危惧されています．

2003（平成15）年9月，少子化対策を総合的に推進するために「少
子化社会対策基本法」が施行され，子育て環境の整備は，子どもの人権
と国の将来にかかわる「保育の質」維持の視点で行われています．

それを受けて次世代育成支援として，子育て環境の整備が各関連分野
（保健所・保健センター，学校，幼稚園，保育所，児童福祉施設，子育て
支援施設など）で，子どもの健康と安全の確保という観点から，「食を通
じた家族形成や人間性の育成（食育）」の行動計画を作成して実施させる
ことが示されました．これまで子育ては基本的に家庭の仕事とされてき

ました．しかしこれからは社会が支え，子どものいる活気ある社会をつくろうというものです．

とくに児童福祉施設では，「次世代育成支援対策法および児童福祉法の一部を改正する法律について」という法改正により，子育て支援が義務づけられ，食に関することでの問題解決や食育も実施対象になりました．

2004（平成16）年には「保育所における食育の指針」が示され，2008（平成20）年には「保育所保育指針」が改定されました．その内容の「健康と安全面の配慮」の部分では，子どもの健康状態ならびに発育および発達状態の把握や，子どもの心身の健康増進と健やかな生活の確立を目指し，積極的に保育計画に食育を取り入れるなどの『食育』が，明確に保育士業務として示されました．

2010（平成22）年には，子どもの健やかな発育・発達を支援する観点から，児童福祉施設における食事の提供および栄養管理のあり方として，「児童福祉施設における食事の提供ガイド」が通知され，栄養士，管理栄養士，調理師などのスタッフと連携して，一人ひとりの子どもの栄養管理や食育を視点に，食事の提供方法の指針に沿った食事提供が行われています．

その後，共働き家庭の増加など，社会における子育て形態の変化があり，ニーズが変化したことから，幼児に関する施設は「幼稚園」，「保育所」，「こども園」という区分けへと移行しました．そこで改めてそれぞれの施設における指針の改定がありました．

2017（平成29）年に告示された新しい保育所保育指針では，「保育所の特性を生かした食育」や「食育の環境の整備」など，さらなる食育推進が期待されています．また，保育所は子どもの健康や安全に配慮することや，子どもの発達過程を見通して保育の内容を組織的・計画的に行うことが示されました．保育計画では，一人ひとりの子どもが健やかに生きる過程の一部を預かり，小学校に引き継ぐことを念頭に，保育の

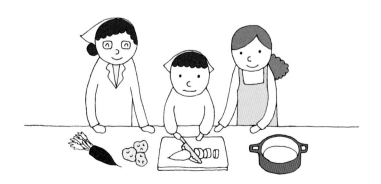

五領域「健康」,「人間関係」,「環境」,「言葉」,「表現」について,乳児,満1歳〜3歳未満,3歳以上の区分別に計画することになりました.

　小学校では,「知育,徳育,体育」を支える土台として,食育が教育の重要な側面に位置づけられています.保育士は,他職種の専門家と連携しながら,保育計画として食育を進めていくことになります.

3

保育士に求められる食の健全育成の課題

　平成30年の保育所保育指針の改定を受けて,平成31（2019）年には,保育士養成課程も新カリキュラムとなりました.「子どもの食と栄養」の科目は,①子どもの健康維持や発育に関する食生活の基本知識に加え,②食物アレルギーなど給食にかかわるガイドライン等の理解など実務的な部分と,③保育として食育の意義・目的を理解して保育計画に取り入れるための学びなど,盛りだくさんの内容になっています.

　保育所での生活において,食べることは,保育の五領域における「環境」のなかにある「食環境」にもかかわってきます.子どもの食環境は保育所だけのことではなく,家庭にも連動しているので,保育士は保護者の不安に寄り添い,家庭での食環境整備への影響も考慮する必要があります.

　では,保育所での子どもの食環境を,どのようにしたらよいでしょうか.保育所では子どもが食べることに触れる機会は,家庭から保育所に通う子どもの生活サイクルのなかで,日々繰り返されています.

　子どもが「自ら育つ力」を発揮するには,乳幼児期の発育発達に合った現在の健康だけでなく,将来健康な生活の基礎となるための食習慣を身につける環境づくりが重要です.

　簡単にいえば,毎日の食にかかわる機会を「楽しく食べる」保育に取り入れ,「食体験を積み重ねる」ことといえるでしょう.

　これらは給食と連携した保育計画や支援が効果的です.保育士は給食側のスタッフと連携することで,給食側の専門的視点から得た知識や給食における食品や料理の基礎知識だけでなく,衛生やアレルギーなどの配慮など,ガイドラインに沿った方法などのアドバイスを受けることができます.食に関する支援は,できるだけ多くの職種の知恵を力にして,連携した保育計画を作成し実行することが,勘や慣れではない子どもの食環境の整備ということにつながるのです.

2 栄養に関する基本的知識

A 栄養の基本的概念と栄養素の種類と機能

なぜ食べるの？
栄養とは

　私たちは，生きるためにいろいろな食べ物を食べています．それは生命活動に使われるエネルギーや体を構成している物質が，食べ物に含まれる成分を材料にしてつくられているからです．人は，食べ物を摂取し，消化により徐々に小さな物質に変え，体内に取り込み（吸収），必要とする物質につくり変えて利用（代謝）しています．また体内で起こる，これらの物質の変化を円滑に進めるための物質も食べ物から摂取しています．

　この，私たちが生きていくために必要な食品中の成分を栄養素といい，それを利用する営み（摂取 →消化 →吸収 →代謝）を栄養といいます．栄養素には，炭水化物（糖質），脂質，たんぱく質，ミネラル（無機質），ビタミンがあり，一般にこれらを**五大栄養素**とよんでいます．このほか食物繊維についても，さまざまな生理機能が明らかになり注目されています．また水も栄養素同様に生体にとって重要です．さらに私たちの健康に寄与していると考えられるさまざまな微量の食品成分（機能性成分）にも関心が寄せられています．このように私たちは，食べ物や水の摂取なしには生きることができないのです．

　世界ではじめて Kindergarten（ドイツ語で，子ども＋庭 という造語）という幼稚園を開設したことで有名なフレーベルは，「人は食によって怠惰にも勤勉にも，因循にも快活にも，遅鈍にも敏感にも，無力にも旺盛にもなり得る」と，自身の著作で述べています．食べ物や水分のとり方は，私たちの健康状態を左右します．栄養素などの摂取の過不足（アンバランス）は，日々の元気，やる気，根気などに影響するだけでなく，バランスのくずれた食生活がつづくと，それがさまざまな生活習慣病の原因の1つになります．生活習慣病は大人だけの病気ではありません．

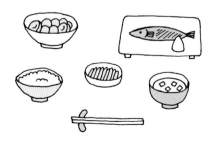

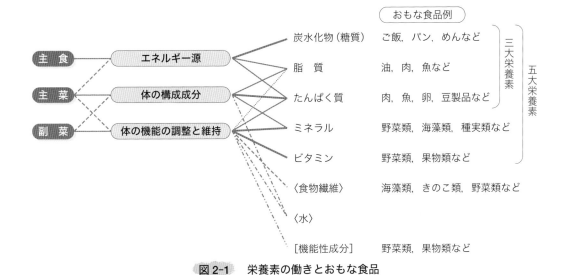

（おもな食品例）

炭水化物（糖質）　ご飯，パン，めんなど

脂　質　　　　　　油，肉，魚など

たんぱく質　　　　肉，魚，卵，豆製品など

ミネラル　　　　　野菜類，海藻類，種実類など

ビタミン　　　　　野菜類，果物類など

〈食物繊維〉　　　海藻類，きのこ類，野菜類など

〈水〉

［機能性成分］　　野菜類，果物類など

三大栄養素　五大栄養素

図 2-1　　栄養素の働きとおもな食品

発育期の子どもであっても，食生活をはじめとする生活習慣が乱れることにより発症します．食習慣は，子ども時代から長い歳月を経て確立され，自立します．健康で豊かな生活を営むためにも，望ましい食習慣を子ども時代から経験することが大切です．

2

栄養と
食卓に並ぶ料理

私たちの日々の食卓には，さまざまな料理が並びます．また近年では，食卓を囲む三度の食事や間食以外にも，さまざまなシーンで多様な食品を口にする機会が増えています．私たちが日常的に口にしている食品には，どのようなものがあるのでしょうか．料理や食品から栄養について考えてみましょう．

食卓には「**主食**」「**主菜**」「**副菜**」が並びます．食後のデザートや間食などには「**果物**」や「**牛乳・乳製品**」が並びます．私たちはさまざまな飲食物をとることによって，多種類の栄養素や食品成分などを体に取り入れています．それらほとんどのものが，主食，主菜，副菜，牛乳・乳製品，果物に分類することができます．このほか菓子類，嗜好品といった食の楽しさを増してくれる食品や，健康の維持増進に役立つと考えられる機能性食品があります．食品それぞれが含む栄養素などの種類や量はそれぞれ異なるので，食品や料理をさまざまに組み合わせて食べることで，過不足なくバランスよく摂取することができます．

●料理（献立）・食品と栄養素の関係

主食…毎回の食事に欠かせないご飯やパン，めん類（そば，うどん，パスタなど）やシリアル，餅などです．通常，1 回の食事のなかで最

も多い量を食べます．主食は，おもにエネルギー源（人を車にたとえるならガソリン）になります．主食となる食品に共通して多く含まれている栄養素は炭水化物（糖質）です．

主菜…メインのおかずのことです．おもに体づくりを目的として食べます．肉類（牛肉，豚肉，鶏肉，鴨肉や羊肉など），魚介類（魚，魚卵，えびやかになど），卵類（鶏卵，うずらやあひるの卵など），だいず・大豆製品（豆腐や納豆，生揚げ，がんもどき，高野豆腐など）がおもに用いられます．これらに共通して多く含まれる栄養素は，たんぱく質です．たんぱく質のほかには，量や種類はさまざまですが，脂質やミネラル，ビタミンを含みます．

副菜…副菜とは，つけ合わせのおかずや，少し小さな器に盛られるおかずのことです．汁物（みそ汁，吸い物，スープなど）も含みます．副菜は，おもに体の機能調節と維持のために食べます．副菜の料理によく使われる食材は，野菜類，きのこ類，海藻類，いも類などで，その種類は非常に多く，それぞれ含まれるミネラル，ビタミンなどの成分が異なります．ミネラル，ビタミンともに種類が多いので，副菜として多くの種類の食材を利用した料理，複数の料理を食べることが必要です．また副菜は，食物繊維の給源にもなります．

牛乳・乳製品…わが国では，牛のミルクとその加工品（ヨーグルトやチーズ，アイスクリーム，スキムミルクなど）が広く食されています．羊や山羊，水牛などのミルクを使ったものもあります．とくに多く含まれる栄養素はカルシウムで，良質のたんぱく源にもなります．

果物…果物は種類が豊富で，水分やビタミン類を多く含みます．なかでもビタミンCを多く含みます．

そのほかの食品…菓子類には，一般的に糖や脂肪が多く含まれます．嗜好品には，コーヒー，紅茶，緑茶，炭酸飲料，酒類などがあります．これらは食生活を豊かにしてくれるものですが，とりすぎによる健康への弊害に対する注意が必要です．

3

食べたものが，生命維持活動に利用されるまで

私たちは，食べ物を口に運び，口に入れます．その食べ物は，噛むことで小さく砕かれ（咀嚼），唾液と混ざり，飲み込まれます（嚥下）．飲み込まれた食べ物は，食道を通って，胃に運ばれます．口腔内では糖質が，胃ではおもにたんぱく質が分解されて，小さな分子になります（**消化**）．腸では，糖質，たんぱく質がさらに消化され，脂質も消化されます．消化されて体内に取り込まれやすくなったそれぞれの栄養素は，腸の壁から体内に取り込まれます（**吸収**）．これまでの過程で体に取り込まれなかったものは大腸に運ばれ，腸内細菌の働きを受けたのちに吸収さ

れ，水分が吸収され，残りは便となって体外に排泄されます．なお体に吸収された栄養素はさまざまに利用（代謝）され，さまざまな生命維持活動に利用されます．

● 炭水化物，糖質

4

栄養素などの食品成分と，そのおもな働き

　私たちが最も多く摂取している栄養素が**炭水化物**（**糖質**）です．炭水化物と糖質を同じ意味の言葉として使うことがありますが，厳密には異なります．糖質とは，炭水化物のうち，人の体内で消化され，その後吸収されてエネルギー源として利用される食品成分です．難消化性のものは，食物繊維に分類されます（p.18 参照）．おもな炭水化物の種類と，それを含むおもな食品を**図 2-2** に示します．

　糖質は主要なエネルギー源です．体内では単糖類として吸収され，肝臓に運ばれ，そこですべて**ブドウ糖**に変換されます．その後ブドウ糖は血液によって体のすみずみまで運ばれ，エネルギー源として利用されま

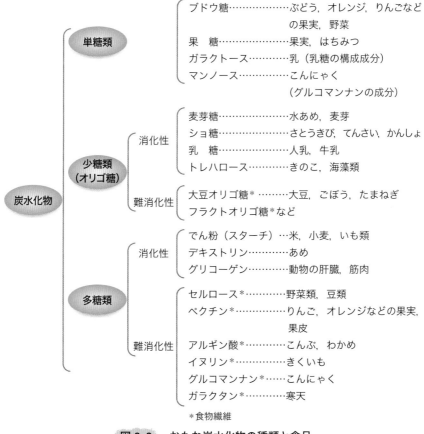

図 2-2　おもな炭水化物の種類と食品

す（4 kcal/g）．一部のブドウ糖は，肝臓や筋肉でエネルギー貯蔵体であるグリコーゲンとなって蓄えられます．体内ではつねに絶え間なくエネルギーが産生され消費されます．ブドウ糖はエネルギー産生の場できわめて重要です．そのため各組織で消費されたブドウ糖がすぐに補えるように，血液中にはつねに一定量のブドウ糖が含まれるように調節されています．この調節には，おもにグリコーゲンが利用されます．なおエネルギー源として利用されなかった余分のブドウ糖からはエネルギー源の貯蔵方法として最も優れた物質である脂肪が合成され，貯蔵脂肪となって皮下や臓器に蓄積されます．逆に極端な食事制限などでエネルギーが不足すると，体たんぱくを分解してエネルギー源とするので，日々の食事からの糖質の摂取は不足しないようにすることが大切です．

　近年，炭水化物の摂取は減少傾向がつづいています．ほかのエネルギー減となる栄養素の摂取バランスを望ましい状態にするためにも，各食事での十分な主食の摂取が重要です．一方，砂糖の摂取は菓子類などの嗜好品の摂取が増える傾向にあることから増加しています．砂糖は，むし歯の予防のためにも，とりすぎないようにすることが大切です．

●脂　　質

　脂質は，体の機能調節にかかわるホルモンや生理活性物質（必要なときにごく微量つくられて作用を発揮する微量成分．プロスタグランジンやロイコトリエンなど）などの材料になります．またエネルギー源（9 kcal/g）や細胞膜の成分（リン脂質やコレステロール）として重要な働きをするなど，さまざまな役割を担っています．

　また体脂肪は，体温の保持やクッションとして体を保護する役目があります．食品に含まれる脂質のほとんどは**中性脂肪**（油脂）です．

　脂質には必ず**脂肪酸**が含まれています．脂肪酸には，飽和脂肪酸（動物性の脂質に多い）と一価（単価）不飽和脂肪酸（植物性の脂肪に多

脂質
　単純脂質
　　中性脂肪（脂肪酸とグリセリン）……天然油脂
　　ろう（脂肪酸と高級アルコール）……蜜ろう，鯨ろう

　複合脂質
　　リン脂質（脂肪酸，グリセリン，リン酸，塩基性コリン）…細胞膜，レシチン
　　糖脂質（脂肪酸，グリセリン，糖，塩基性コリン）

　誘導脂質
　　脂肪酸　図2-4 参照
　　ステロール………コレステロール，エルゴステロールなど
　　カロテノイド……カロテン，キサントフィルなど

図2-3　脂質の種類

い），多価不飽和脂肪酸（植物性の脂肪や魚油に多い）があります．おもな脂肪酸を**図 2-4** に示します．これらは，それぞれ性質が異なるので，摂取比率は 3：4：3 にするのが望ましいとされています．また多価不飽和脂肪酸は n-6 系脂肪酸（アラキドン酸，リノール酸など），n-3 系脂肪酸（α-リノレン酸，イコサペンタエン酸など）などに分類することができます．n-3 系脂肪酸，n-6 系脂肪酸から体内で合成される生理活性物質が異なることから，両者とも健康の維持に重要で，摂取する割合も n-3 系脂肪酸：n-6 系脂肪酸が 1：4〜5 が望ましいとされています．

　不飽和脂肪酸のうち，動物の成長に欠くことができず，体内でホルモン様の重要な生理活性をもっている不飽和脂肪酸を**必須脂肪酸**といいます．これらは体内でまったく合成されないか，合成できても十分量合成することができないため，食事からの摂取が不足すると皮膚炎や発育遅延など，さまざまな障害が起こります．必須脂肪酸はリノール酸，α-リノレン酸です．摂取割合の目安は，リノール酸とリノレン酸の比が 4：1 です．アラキドン酸はリノール酸から，イコサペンタエン酸（EPA）

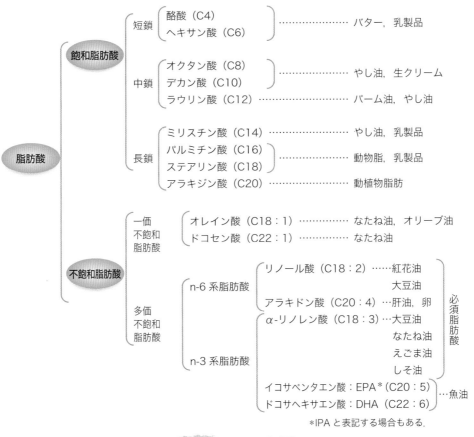

図 2-4　おもな脂肪酸

やドコサヘキサエン酸（DHA）はリノレン酸からつくられますが，これらも重要で，脂質異常症の予防や抗血栓作用，抗アレルギー作用などの役割が期待されています．

このように脂質は多くの重要な役割を担っていますが，過剰に摂取すると肥満など生活習慣病の原因となります．現在の食生活では不足することはほとんどなく，むしろとりすぎの傾向にあることから，食生活では，揚げ物などを食べる回数に注意する必要があります．

● たんぱく質

人をはじめとする動物の体を構成しているおもな物質が**たんぱく質**です．約20種類の**アミノ酸**がさまざまな組み合わせや並び方で結合しています．アミノ酸はそれぞれ異なった性質をもっており，人の体内では合成することのできない**必須（不可欠）アミノ酸**（9種）と，非必須（可欠）アミノ酸に分類することができます（**表2-1**）．なかには甘味，苦味，うま味など，特有の味をもつものがあり，食品の味を決める要素の1つになっています．

表2-1　アミノ酸の種類

必須（不可欠）アミノ酸	非必須（可欠）アミノ酸
バリン　Val	グリシン　Gly
ロイシン　Leu	アラニン　Ala
イソロイシン　Ile	セリン　Ser
トレオニン　Thr	システイン　Cys
メチオニン　Met	アスパラギン酸　Asp
リシン（リジン）　Lys	グルタミン酸　Glu
ヒスチジン　His	アスパラギン　Asn
フェニルアラニン　Phe	グルタミン　Gln
トリプトファン　Trp	アルギニン　Arg
	チロシン　Tyr
	プロリン　Pro

摂取したたんぱく質はアミノ酸として吸収され，体の各組織を構成する組織たんぱく質や，酵素，ホルモン，免疫抗体の合成に使われます．またエネルギー源(4 kcal/g)としても利用されます．体の各組織では，つねに古い組織たんぱく質と新しい組織たんぱく質の入れ替えが行われています．その材料として，食事からのたんぱく質の補給は欠くことができません．

各食品に含まれているたんぱく質の種類はそれぞれ異なり，そのため各アミノ酸の量や配列も異なります．アミノ酸のうち必須アミノ酸は体内で合成することができないので，必ず食品から摂取する必要がありま

す．そのため必須アミノ酸の含まれている量とバランスによって，それぞれのたんぱく質は，質すなわち栄養価が異なります．たんぱく質の栄養価はすべての必須アミノ酸を最低必要量以上含んでいるか，さらに必須アミノ酸どうしの量的バランスがよいかによって決められます．**図2-5** にその例を示しました．必要量にみたない必須アミノ酸があると，十分量ある必須アミノ酸が複数あったとしても，その最も少ない量のアミノ酸までの効力しか，たんぱく質としての役割を発揮することができません．

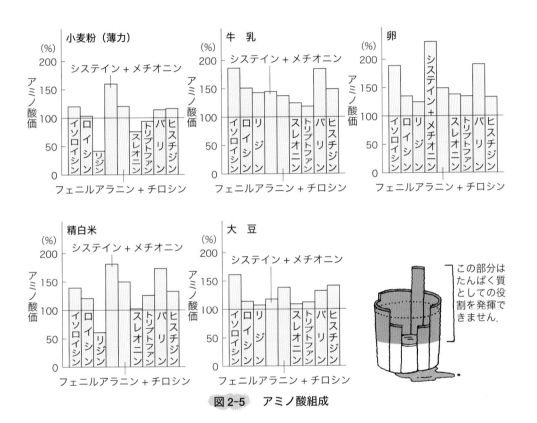

図 2-5　アミノ酸組成

　日常の食生活におけるたんぱく質の摂取を考えたとき，重要なことはその質と量です．一般に**動物性たんぱく質**の栄養価は高く，植物性たんぱく質（大豆たんぱく質を除く）の栄養価は低いことが知られています．動物性たんぱく質と植物性たんぱく質では，不足している必須アミノ酸が異なるので，動物性食品と植物性食品を組み合わせて食べることで，お互いの不足している必須アミノ酸を補充することができ，栄養価を総合的に高めることができます．このことを**アミノ酸補足効果（たんぱく質補足効果）**といいます．また摂取したたんぱく質の質を高めるための動物性食品と植物性食品を組み合わせる食べ方は，結果的に過剰摂取に

なりやすい脂肪の摂取量を減らすためにも有効です. 近年の食生活では, たんぱく質の摂取不足はほとんどみられませんが, たんぱく質は体成分として重要であることから, 発育期には, 体の大きさと比べて多い量の摂取が必要になります. 不足しないように十分摂取することが大切です.

食パン2枚　　　食パン2枚　　牛乳1杯　　　　食パン2枚　　　　卵1個
120 g　　　　　120 g　　　　200 g　　　　　120 g　　　　　50 g
（たんぱく質10.1 g　（たんぱく質15.9 g　　　　（たんぱく質16.3 g
アミノ酸価44）　　アミノ酸価82）　　　　　　アミノ酸価76）

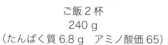

ご飯2杯　　　　　　　　　　ご飯2杯　　　　豆腐のみそ汁
240 g　　　　　　　　　　　240 g　　　　　豆腐20 g
（たんぱく質6.8 g　アミノ酸価65）　　（たんぱく質10.7 g　アミノ酸価78）

図 2-6　**アミノ酸（たんぱく質）補足効果** (林, 1988 より作成)

●ミネラル（無機質）

　ミネラルは生体の機能調節に必須の栄養素です. 体内にはほとんどすべてのミネラルが存在します. しかし体内でそれらをつくり出すことはできず, 食べて補給する必要があります. ミネラルの種類は多く, また食品ごとに含まれる種類と量が異なるので多様な食物を摂取し, さまざまなミネラルを補給する必要があります. 体内でのミネラルの働きなどを**表 2-2** に示します.

●ビタミン

　ビタミンは体の発育や活動を正常化する機能をもち, 非常に微量でその作用を発揮する栄養素です. 人の体内で合成できないか, 合成できても十分量を合成することができません. そのため人は, 動物や植物が合成し蓄積したビタミンを食物から摂取する必要があります. ビタミンは, その性質の違いから**脂溶性ビタミン**と**水溶性ビタミン**に分類されます（**表 2-3, 4**）. 脂溶性ビタミンは水に溶けず, 油脂に可溶で, 油脂に溶けたかたちで肝臓など体内に蓄えることが可能です. そのため過剰摂取による弊害に注意が必要です. 一方, 水溶性ビタミンは水に可溶で, 多く摂取したものはほとんどが尿中に排泄され, 体内に蓄えることがで

表 2-2 体内でのミネラルの働き

		おもな働き	欠乏症ほか	多く含む食品
カルシウム	Ca	骨や歯の成分，血液凝固 神経や筋肉の興奮の調節	成長不良，骨や歯が弱くなる，過剰摂取でほかのミネラル吸収阻害	牛乳・乳製品，骨ごと食べられる小魚，大豆製品，緑黄色野菜，海藻類，切干大根
リン	P	骨や歯の成分 エネルギー物質（ATP）	骨や歯が弱くなる（現状：過剰摂取傾向）過剰摂取でカルシウムの吸収阻害	肉類，穀類，卵，豆類，加工食品全般
鉄	Fe	ヘモグロビンの成分（酸素運搬），成長促進	貧血，疲れやすい 発育の遅れ	レバー，葉菜類，海藻類，貝類，きなこ，ごま
ナトリウム 塩 素	Na Cl	pH・浸透圧の調節保持，神経・筋肉の興奮	不足は起こりにくい Na 過剰で高血圧の発症危険性大，Cl 不足で食欲不振	みそ・しょうゆなどの調味料，漬け物，つくだ煮，バター，ハム・ソーセージ類
カリウム	K	体液の pH・浸透圧の調節，筋肉の弛緩	疲れやすい，筋力低下	野菜，いも類，果実類，肉類，海藻類
ヨウ素	I	甲状腺ホルモンの生成，発育促進，基礎代謝を促す	甲状腺機能障害，成長不良	海藻類，魚介類
マグネシウム	Mg	骨格形成，酵素作用，神経作用	カルシウム代謝・骨形成の障害，虚血性心疾患	穀類，葉菜類 ナッツ類，魚介類
銅	Cu	造血作用，鉄の吸収を助ける，酵素作用	貧血，骨格異常	レバー，葉菜類，貝類，ナッツ類，ココア，ごま
亜 鉛	Zn	インスリンの成分，酵素作用	発育不良，味覚障害，免疫異常	かき，海藻類，レバー，穀類
フッ素	F	骨や歯の硬さの保持	むし歯	緑茶，煮干し，みそ
マンガン	Mn	酵素作用，骨の形成	成長不良，生殖機能低下	海藻類，穀類，豆類
セレン	Se	酵素作用，ビタミン E の作用補助，細胞膜の補助	成長不良，心臓病	魚介類，大豆，海藻類，卵
クロム	Cr	糖質代謝	耐糖能低下，成長不良	海藻類，魚介類，肉，チーズ
モリブデン	Mo	酵素作用	成長不良，神経過敏症	豆類，カリフラワー，バナナ
イオウ	S	アミノ酸の構成，解毒作用	成長不良	たんぱく質食品
コバルト	Co	造血作用，ビタミン B_{12} の成分	悪性貧血 過剰で甲状腺腫	レバー，葉菜類，魚介類

きないので，毎日摂取することが重要になります．またビタミンではありませんが体内で特定のビタミンに転換される物質があり，これを**プロビタミン**（ビタミン前駆体）といい，カロテン（ビタミン A に変換される）や 7-デヒドロコレステロール（ビタミン D に変換される）などがあります．

表 2-3 脂溶性ビタミン

	おもな働き	欠乏症ほか	多く含む食品
ビタミン A	視覚・粘膜・上皮組織の正常化,骨・歯・神経の発育を促す 暗所でものを見るのを助ける	胎児や小児の発育阻害,抵抗力の低下 夜盲症,失明 長期過剰で胎児奇形	動物性食品：レバー,バター,卵黄,うなぎ 植物性食品*：緑黄色野菜（にんじん,かぼちゃ,ピーマンなど）,のり
ビタミン D	カルシウム,リンの吸収を促す	くる病,大人では骨の軟化	油脂類,魚類,肝油 きのこ
ビタミン E	抗酸化作用	過剰で出血傾向	植物油,小麦胚芽 ナッツ類,魚類
ビタミン K	血液凝固作用 解毒作用,骨基質合成促進	新生児の出血症	納豆,ブロッコリー 緑黄色野菜,大豆油

*カロテンとして摂取され,体内でビタミン A に変換される.

表 2-4 水溶性ビタミン

	おもな働き	欠乏症ほか	多く含む食品
ビタミン B₁	糖質代謝に必要	疲労感,脚気,神経症状	豚肉,レバー,ナッツ類 胚芽,米ぬか
ビタミン B₂	エネルギー・脂質代謝に必要	発育の停止,口内炎,皮膚病	レバー,卵,牛乳 うなぎ,きのこ
ビタミン B₆	たんぱく質・脂質代謝に必要	皮膚炎	鶏肉,魚肉,ナッツ類,ブロッコリー
ビタミン B₁₂	核酸・たんぱく質合成に必要 子どもの発育を促す 悪性貧血に有効	悪性貧血,倦怠感,脱力感,神経症状	レバー,魚類,卵 豆類,しじみ
ナイアシン	糖質・たんぱく質代謝に必要	ペラグラ（皮膚炎,胃腸障害）	レバー,酵母,豆類 鶏肉
葉 酸	赤血球の生成 ヘモグロビンの再生に必要	巨赤芽球性貧血,胎児の神経管閉鎖障害（妊娠初期の葉酸不足による）大量摂取で神経障害,皮膚炎など	緑黄色野菜,レバー かき,酵母
パントテン酸	脂肪酸やコレステロールの合成	四肢の痛み,頭痛	レバー,酵母,豆類,胚芽
ビオチン	糖質・脂質・たんぱく質代謝に必要	とくになし	レバー,豆類,卵
ビタミン C	体内の酸化還元に必要 コラーゲンの合成	壊血病,皮下出血	野菜類,いも類 かんきつ類

● 食物繊維

　人の消化酵素では分解されない成分を総称して**食物繊維**といいます.食物繊維は体内で消化吸収されないので,エネルギー源や体成分としては利用されません.セルロース,ヘミセルロース,ペクチン,グルコマ

18

ンナンなどの難消化性多糖類と，動植物中に含まれるリグニンやキチンなどの成分があります．食物繊維は，①満腹感を早め，食べすぎを防止する，②咀嚼回数を増加させ，口腔内を清潔に保つ，③消化管運動を活発にする，④糖質の吸収を遅らせ，肥満や糖尿病を予防する，⑤胆汁の体内循環を正常化する，⑥便秘を予防する，⑦有害物質を体外へ排泄するなど，多くの働きがあり生体にとって有効なものです．健康維持のためにも，十分かつ適切な量の食物繊維を摂取することが大切です．しかし現代の食生活では食物繊維の摂取は不足傾向にあります．推奨される摂取量（目標量）は 3 歳未満に対しては示されていません（3 歳以上の目標量は示されるようになりました）が，野菜類，果実類，海藻類，きのこ類などを積極的に摂取し，十分かつ適切な食物繊維の摂取を心がけましょう．

食物繊維

- 不溶性食物繊維*1
  - セルロース*2……………穀類，野菜類，豆類，果実類
  - ヘミセルロース*2……穀類，野菜類，果実類
  - リグニン……………………穀類，野菜類
  - イヌリン*2……………きくいも，野菜類
  - キチン………………………甲殻類の外皮（動物性）
  - ペクチン*2……………動物の肝臓，筋肉
- 水溶性食物繊維*1
  - ペクチン*2…………りんご，オレンジなどの果実，果皮
  - アルギン酸*2………こんぶ，わかめ
  - グルコマンナン*2…こんにゃく
  - 寒天*2………………紅藻
  - グアーガム*2………グアーの種子
  - アラビアガム*2……アラビアゴムノキの樹液

*1 水に可溶か否かで分類される．
*2 難消化性多糖類

図 2-7　食物繊維の種類

●水

水は，人の体内に最も多く存在し，成人では体重の約 50～65%を占めます．乳幼児の体水分量は成人に比べて多く，約 70～80%で，加齢とともに減少します．また一般に男性のほうが女性よりも多いといわれています．体内の水分の約 10%が失われると生命維持がむずかしく，20%を失うと死にいたります．なお喉の渇きを感じるようになるのは 2%程度の脱水からです．水は，栄養素の消化作用や吸収された栄養素の各組織への運搬，老廃物の体外への排泄，体温調節などに必須で，体内で行われるすべての化学的・物理的反応にかかわっています．通常の

日常生活では，体に入る水分量と出る水分量のバランスはとれています
が，汗は通常の水の出入りに含まれないので，発汗をした場合には，意
識して水分補給を行う必要があります．乳幼児は代謝が盛んなうえに水
分の代謝調節も未熟なため体水分を失いやすく，また喉の渇きを正確に
伝えられないことなどから，脱水を起こしやすいので，周囲のおとなが
十分に水分補給をさせるように働きかけることが大切です．とくに発
汗，発熱，嘔吐，下痢などのときには注意しましょう．

●機能性成分

　近年，健康に寄与するさまざまな働きをもつ食品中の微量物質が**機能
性成分**として注目されています．
　　○野菜，果物，豆などの多様な食品に含まれるポリフェノール：抗酸
　　　化作用や免疫力の増強，抗アレルギー作用が期待されています．
　　○赤や黄色系の色素のカロテノイド：発ガン抑制作用や生体防御因子
　　　としての働きが期待されています．
　　○キシリトールやエリスリトール：むし歯予防に有効な甘味料として
　　　注目されています．
　　○唐辛子の辛み成分であるカプサイシン：肥満や生活習慣病予防の効
　　　果が期待されています．

B 食事摂取基準と献立作成・調理の基本

1

何をどのくらい
どのように
食べたらよいか
の基準

　人は生きていくために，食事などからさまざまな栄養素などを必要量
摂取する必要があります．また長いあいだの，栄養素などの摂取の過不
足は，肥満をはじめとするさまざまな生活習慣病の原因となります．そ
のために，何をどのくらい，どのように食べたらよいかを知ることが重
要です．
　また食習慣は，幼いころからの日々の食事によって思春期ころまでに
ほぼ確立され，一生の食生活，ひいては健康に影響します．つねに食べ
ることに関心をもち，ときに，その食べ方が適切かなどをチェックした
いものです．適切な食生活がおくれているかは，発育期の子どもでは適
切に発育，発達しているか，成人では体重の増減があるかなどで，ある
程度は把握することができます．しかし多くのミネラルやビタミンなど
については，十分か，不足か，過剰かを知るのはむずかしいことです．
　「日本人の食事摂取基準」や「食事バランスガイド」は，どの時期にど
の栄養素をどのくらい摂取したらよいのか，あるいは食事として主食，
主菜，副菜などをどの程度とったらよいのか，などを示すものです．

●日本人の食事摂取基準

「日本人の食事摂取基準」 は，食の専門家である栄養士や管理栄養士の人たちが，おもに活用している基準です．この基準がもとになって，保育施設や小学校などの給食の基準が決められています．

「日本人の食事摂取基準は，健康増進法（平成 14 年法律第 103 号）第 16 条の 2 に基づき厚生労働大臣が定めるものとされ，国民の健康の保持・増進を図るうえで摂取することが望ましいエネルギーおよび栄養素の量の基準を示すものである」とされており，生活習慣病の発症予防とともに重症化予防を目的としています．

日本では 5 年に 1 度，食事摂取基準が改訂され，その時代に適したものになるよう配慮されています．今では，たんぱく質，脂肪エネルギー

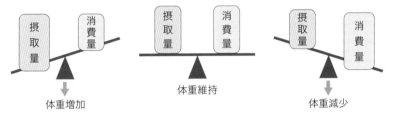

●体重を測定すると，エネルギーバランスを知ることができる（エネルギー収支バランスの基本概念）.

成人の場合，体重を同一条件（例：毎週月曜日の朝，起床後トイレに行ってから）で定期的に測定すると，摂取エネルギー量と消費エネルギー量の関係（エネルギー収支バランス）を知ることができる．摂取エネルギー量と消費エネルギー量が等しければ，体重は維持される．摂取エネルギー量が消費エネルギー量を上回れば体重は増加，下回れば体重は減少する．発育期には，順調に発育しているか（標準的な体重増加か）なども確認する．

図 2-8　推定エネルギー量を理解するための考え方
（麻見直美，塚原典子：好きになる栄養学，講談社，2008, p.13 を一部改変）

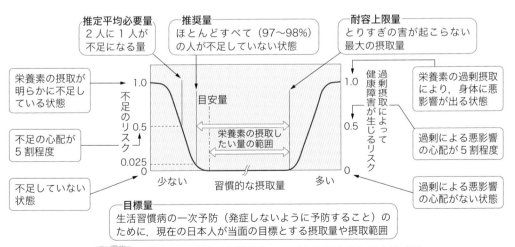

図 2-9　食事摂取基準の各栄養素の指標を理解するための模式図
（麻見直美，塚原典子：好きになる栄養学，講談社，2008, p.31 より一部改変）

表 2-5-1　日本人の食事摂取基準（2020 年版）：乳幼児

栄養素等		0～5月		6～8月		9～11月		1～2歳		3～5歳		6～7歳	
		男性	女性	男性	女性	男性	女性	男性	女性	男性	女性	男性	女性
エネルギー（kcal/日）	推定必要量*1	550	500	650	600	700	650	950	900	1,300	1,250	1,550	1,450
たんぱく質（g/日）	推奨量	10*2		15*2		25*2		20		25		30	
脂肪エネルギー比率（%エネルギー）	目標量	50*2		40*2				20～30*3					
ビタミンA（μgRAE/日）	推奨量*4	300*2,*5				400*2,*5		400	350	450	500	400	
	耐容上限量*5				600					700	850	950	1,200
ビタミンB₁（mg/日）	推奨量	0.1*2				0.2*2		0.5		0.7		0.8	
葉酸（μg/日）	推奨量	40*2				60*2		90		110		140	
	耐容上限量*6	—	—	—	—	—	—	200		300		400	
ビタミンC（mg/日）	推奨量			40*2				40		50		60	
マグネシウム（mg/日）	推奨量	20*2				60*2		70		100		130	
	耐容上限量*7												
カルシウム（mg/日）	推奨量	200*2				250*2		450	400	600	550	600	550
	耐容上限量	—	—	—	—	—	—	—	—	—	—	—	—
鉄（mg/日）	推奨量	0.5*2		5.0	4.5	5.0	4.5	4.5		5.5		5.5	
	耐容上限量							25	20	25		30	
食塩相当量（g/日）	目標量	0.3*2		1.5*2				3.0 未満		3.5 未満		4.5 未満	
食物繊維（g/日）	目標量			—						8 以上		10 以上	

*1 身体活動レベル II の場合　*2 目安量
*3 範囲に関しては，おおむねの値を示したものである．　*4 プロビタミン A カロテノイドを含む．
*5 プロビタミン A カロテノイドを含まない
*6 通常の食品以外の食品に含まれる葉酸（狭義の葉酸）に適用する．
*7 通常の食品以外からの摂取量の耐容上限量は，成人の場合 350 mg/日，小児では 5 mg/kg 体重/日とした．
　それ以外の通常の食品からの摂取の場合，耐容上限量は設定しない．

比など，炭水化物，食物繊維と，カルシウム・鉄・マグネシウム・ナトリウム（食塩）などの 13 種類のミネラル，ビタミン A・D・E・K・B₁・B₂・C などの 13 種類のビタミンについて摂取基準が設定されています．エネルギーについては参考として推定エネルギー必要量（EER）が各年齢，性別，身体活動レベルごとに示されています．そのほか各栄養素などについては各年齢，性別ごとに，推定平均必要量（EAR），推奨量（RDA），目安量（AI），耐容上限量（UL），目標量（DG）が適宜示されています．

　表 2-5 に，「日本人の食事摂取基準」の抜粋例として，乳幼児およびその両親世代の男女の基準を示しました．日常の食生活では，習慣的な食べ方をときどき振り返って，普段の栄養素などの摂取状況が食事摂取基準に示される値と比べて多いのか少ないのか，専門家にチェックしてもらうとよいでしょう．食事を提供する場合は，各栄養素などの食事摂取基準をみたすような食事が提供できるように，献立を考えるうえで，各栄養素摂取の，量の目安として活用します．

表 2-5-2　日本人の食事摂取基準（2020 年版）：両親世代

栄養素等		18〜29 歳 男性	30〜49 歳 男性	18〜29 歳 女性	30〜49 歳 女性	妊　婦	授乳婦
エネルギー　（kcal/日）	推定必要量[*1]	2,650	2,700	2,000	2,050	初期（付加量）+50 中期（付加量）+250 後期（付加量）+450	（付加量）+350
たんぱく質　（g/日）	推奨量	65		50		初期（付加量）+0 中期（付加量）+5 後期（付加量）+25	（付加量）+20
脂肪エネルギー比率（%エネルギー）	目標量	20〜30[*3]				20〜30[*3]	
ビタミン A　（μgRAE/日）	推奨量[*4]	850	900	650	700	初期（付加量）+0 中期（付加量）+0 後期（付加量）+80	（付加量）+450
	耐容上限量[*5]	2,700				—	
ビタミン B₁(mg/日)	推奨量	1.4		1.1		（付加量）+0.2	（付加量）+0.2
葉　酸　（μg/日）	推奨量	240				（付加量）+240	（付加量）+100
	耐容上限量[*6]	900	1,000	900	1,000	—	—
ビタミン C (mg/日)	推奨量	100				（付加量）+10	（付加量）+45
マグネシウム　（mg/日）	推奨量	340	370	270	290	（付加量）+40	（付加量）+0
	耐容上限量[*7]	—	—	—	—	—	—
カルシウム (mg/日)	推奨量	800	750	650		（付加量）+0	（付加量）+0
	耐容上限量	2,500				—	
鉄　　（mg/日） 月経なし	推奨量	7.5		6.5		初期（付加量）+2.5 中期（付加量）+9.5 後期（付加量）+9.5	（付加量）+2.5
	耐容上限量	50		40		—	
食塩相当量　（g/日）	目標量	7.5 未満		6.5 未満		6.5 未満	
食物繊維　（g/日）	目標量	21 以上		18 以上		18 以上	

*1 身体活動レベル II の場合　　*2 目安量
*3 範囲に関しては，おおむねの値を示したものである．　　*4 プロビタミン A カロテノイドを含む．
*5 プロビタミン A カロテノイドを含まない
*6 通常の食品以外の食品に含まれる葉酸（狭義の葉酸）に適用する．
*7 通常の食品以外からの摂取量の耐容上限量は，成人の場合 350 mg/日，小児では 5 mg/kg 体重/日とした．
　それ以外の通常の食品からの摂取の場合，耐容上限量は設定しない．

●食事バランスガイド

　2005（平成 17）年 6 月，いわゆるフードガイドとして「**食事バランスガイド**」が厚生労働省・農林水産省合同から公表されました．
　「食事バランスガイド」は，生活者が食事摂取基準を実際の食生活で展開できるように，また自分自身の生活を見直すきっかけになるように，より多くの人に活用されるように作成されています．「食事バランスガイド」のイラストそのものがバランスのよい食事を摂取するためのガイドとなっています．「主食，主菜，副菜，果物，牛乳・乳製品」の 5 つの料理区分を基本に，各料理区分ごとに 1 日にとる料理の組み合わせ

食事バランスガイド

あなたの食事は大丈夫?

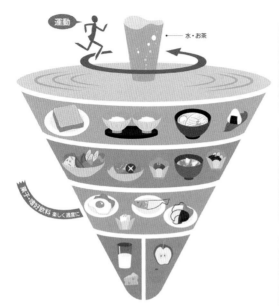

　日本で古くから親しまれている「コマ」をイメージして描き，食事のバランスが悪くなると倒れてしまうということ，回転（運動）することによってはじめて安定するということを表しています．水・お茶といった水分を軸として，食事の中で欠かせない存在であることも強調しています．

　コマの中では，1日分の料理・食品の例を示しています．これは，ほとんど1日座って仕事している運動習慣のない男性にとっての適量を示しています（このイラストの料理例を合わせると，おおよそ2200kcal）．まずは，自分の食事の内容とコマの中の料理を見くらべてみてください．

　コマの中のイラストは，あくまで一例です．実際にとっている料理の数を数える場合には，下の『料理の「つ（SV）」目安』を参考に，いくつ（SV）とっているかを確かめることにより，1日にとる目安の数値と比べることができます．

1日の目安量
※2.200±200kcalの場合

5〜7
つ(SV) **主食**（ごはん、パン、麺）
ごはん（中盛り）だったら4杯程度

5〜6
つ(SV) **副菜**（野菜、きのこ、いも、海藻料理）
野菜料理5皿程度

3〜5
つ(SV) **主菜**（肉、魚、卵、大豆料理）
肉・魚・卵・大豆料理から3皿程度

2
つ(SV) **牛乳・乳製品**
牛乳だったら1本程度

2
つ(SV) **果物**
みかんだったら2個程度

料理の「つ(SV)」目安

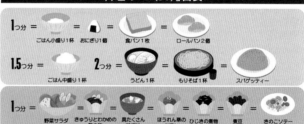

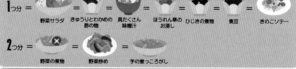

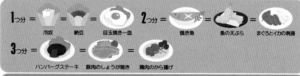

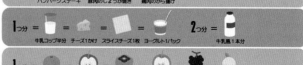

※SVとはサービング（食事の提供量の単位）の略

図 2-10　食事バランスガイド

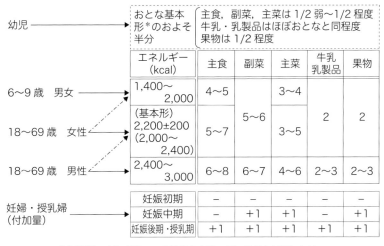

	おとな基本形*のおよそ半分	主食, 副菜, 主菜は 1/2 弱～1/2 程度 牛乳・乳製品はほぼおとなと同程度 果物は 1/2 程度				
	エネルギー（kcal）	主食	副菜	主菜	牛乳乳製品	果物
6～9 歳　男女	1,400～2,000	4～5	5～6	3～4	2	2
18～69 歳　女性	（基本形）2,200±200（2,000～2,400）	5～7		3～5		
18～69 歳　男性	2,400～3,000	6～8	6～7	4～6	2～3	2～3
妊婦・授乳婦（付加量）　妊娠初期		–	–	–	–	–
妊娠中期		–	+1	+1	–	+1
妊娠後期・授乳期		+1	+1	+1	+1	+1

幼児

-----→ 身体活動レベル「低い」：1 日のうち座っていることがほとんど.
　　　　身体活動レベル「ふつう」：座り仕事が中心だが，歩行・軽いスポーツなどを 5 時間程度行う.
＊幼児にとっての間食は食事の一部（補食）となるので，朝・昼・夜の 3 回の食事と間食に配分する.

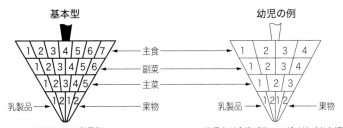

図 2-11　食事バランスガイド活用例

と，おおよその量が示されており，健康的な食べ方の 1 つのガイドラインとなっています. このガイドラインに沿った食生活を継続できれば，習慣的な食事によって，各栄養素などの食事摂取基準をみたすことができるようになると考えてよいでしょう. 年齢，性別，身体活動状況から，それぞれの人が摂取すべき食事量は変わってきます. そのため「食事バランスガイド」では，エネルギー摂取量の目安ごとに，主食，主菜，副菜，果物，牛乳・乳製品をどの程度食べたらよいかが示されています.

●食生活指針

食生活指針は，科学的根拠に基づいた，一般の人に対する食と健康に関するメッセージあるいはスローガンです. 食生活指針の実践が健康づくりのための食習慣の具現化となります.

世界各国でコンセンサスが得られている内容を次に示します.

表 2-6 健康づくりのための食生活指針

1. 多様な食品で栄養バランスを
   ・1日30食品を目標に
   ・主食，主菜，副菜をそろえて
2. 日常の生活活動に見合ったエネルギーを
   ・食べすぎに気をつけて，肥満を予防
   ・よくからだを動かし，食事内容にゆとりを
3. 脂肪は量と質を考えて
   ・脂肪はとり過ぎないように
   ・動物性の脂肪より植物性の油を多めに

4. 食塩をとりすぎないように
   ・食塩は1日10グラム以下を目標に
   ・調理の工夫で，無理なく減塩
5. こころのふれ合う楽しい食生活を
   ・食卓を家族ふれあいの場に
   ・家庭の味，手づくりのこころを大切に

(厚生省，1985)

表 2-7 対象特性別 健康づくりのための食生活指針

◆女性（母性を含む）のための食生活指針◆

1. 食生活は健康と美のみなもと
   ・上手に食べて身体の内から美しく
   ・無茶な減量，貧血のもと
   ・豊富な野菜で便秘を予防
2. 新しい生命と母に良い栄養
   ・しっかり食べて，一人二役
   ・日常の仕事，買い物，よい運動
   ・酒とたばこの害から胎児を守ろう

3. 次の世代に賢い食習慣を
   ・うす味のおいしさを，愛児の舌にすり込もう
   ・自然な生活リズムを幼いときから
    よく噛んで，よーく味わう習慣を
4. 食事に愛とふれ合いを
   ・買ってきた加工食品にも手のぬくもりを
   ・朝食はみんなの努力で勢ぞろい
   ・食卓は「いただきます」で始まる
    今日の出来事報告会

◆成長期のための食生活指針◆

1. 子どもと親を結ぶ絆としての食事 —乳児期—
   ・食事を通してのスキンシップを大切に
   ・母乳で育つ赤ちゃん，元気
   ・離乳の完了，満1歳
   ・いつでも活用，母子健康手帳
2. 食習慣の基礎作りとしての食事 —幼児期—
   ・食事のリズム大切，規則的に
   ・何でも食べられる元気な子
   ・うす味と和風料理に慣れさせよう
   ・与えよう，牛乳・乳製品を十分に
   ・一家そろって食べる食事の楽しさを
    心がけよう，手づくりおやつの素晴らしさ
   ・保育所や幼稚園での食事にも関心を
   ・外遊び，親子そろって習慣に
3. 食習慣の完成期としての食事 —学童期—
   ・1日3食規則的，バランスのとれたよい食事
   ・飲もう，食べよう，牛乳・乳製品
   ・十分に食べる習慣，野菜と果物
   ・食べ過ぎや偏食なしの習慣を
   ・おやつには，いろんな食品や量に気配りを
   ・加工食品，インスタント食品の正しい利用
   ・楽しもう，一家団らんおいしい食事
   ・考えよう，学校給食のねらいと内容

4. 食習慣の自立期としての食事 —思春期—
   ・朝，昼，晩，いつもバランスよい食事
   ・進んでとろう牛乳・乳製品を
   ・十分に食べて健康，野菜と果物
   ・食べ過ぎ，偏食，ダイエットにはご用心
   ・偏らない，加工食品，インスタント食品に
   ・気をつけて，夜食の内容，病気のもと
   ・楽しく食べよう，みんなで食事
   ・気を配ろう，適度な運動，健康づくり
5. 家族の食卓，主婦はドライバー
   ・食卓で，家族の顔見て健康管理
   ・栄養バランスは，主婦のメニューで安全運転
   ・調理自慢，味と見栄えに安全チェック
6. 働く女性は正しい食事で元気はつらつ
   ・身体が資本，食で健康投資
   ・外食は新しい料理を知るよい機会
   ・食事づくりに趣味を見つけてストレス解消
7. 「伝統」と「創造」で新しい食文化を
   ・「伝統」に「創造」を和えて，我が家の食文化
   ・新しい生活の知恵で環境の変化に適応
   ・食文化，あなたとわたしの積み重ね

(厚生省，1990)

○栄養学的に適切な食事を，さまざまな食品（食物）から摂取する．

○脂肪，とくに飽和脂肪酸の摂取量を減少させる．

○健康的な体重を維持するためには，エネルギー摂取量と身体活動度
とを調整する．

表 2-8　食生活指針（平成 28 年 6 月一部改正）

食事を楽しみましょう
- 毎日の食事で，健康寿命をのばしましょう．
- おいしい食事を，味わいながらゆっくりよくかんで食べましょう．
- 家族の団らんや人との交流を大切に，また，食事づくりに参加しましょう．

1 日の食事のリズムから，健やかな生活リズムを
- 朝食で，いきいきした 1 日を始めましょう．
- 夜食や間食はとりすぎないようにしましょう．
- 飲酒はほどほどにしましょう．

適度な運動とバランスのよい食事で，適正体重の維持を
- 普段から体重を量り，食事量に気をつけましょう．
- 普段から意識して身体を動かすようにしましょう．
- 無理な減量はやめましょう．
- とくに若年女性のやせ，高齢者の低栄養にも気をつけましょう．

主食，主菜，副菜を基本に，食事のバランスを
- 多様な食品を組み合わせましょう．
- 調理方法が偏らないようにしましょう．
- 手作りと外食や加工食品・調理食品を上手に組み合わせましょう．

ごはんなどの穀類をしっかりと
- 穀類を毎食とって，糖質からのエネルギー摂取を適正に保ちましょう．
- 日本の気候・風土に適している米などの穀類を利用しましょう．

野菜・果物，牛乳・乳製品，豆類，魚なども組み合わせて
- たっぷり野菜と毎日の果物で，ビタミン，ミネラル，食物繊維をとりましょう．
- 牛乳・乳製品，緑黄色野菜，豆類，小魚などで，カルシウムを十分にとりましょう．

食塩は控えめに，脂肪は質と量を考えて
- 食塩の多い食品や料理を控えめにしましょう．食塩摂取量の目標値は，男性で 1 日 8 g 未満，女性で 7 g 未満とされています．
- 動物，植物，魚由来の脂肪をバランスよくとりましょう．
- 栄養成分表示を見て，食品や外食を選ぶ習慣を身につけましょう．

日本の食文化や地域の産物を活かし，郷土の味の継承を
- 「和食」をはじめとした日本の食文化を大切にして，日々の食生活に活かしましょう．
- 地域の産物や旬の素材を使うとともに，行事食を取り入れながら，自然の恵みや四季の変化を楽しみましょう．
- 食材に関する知識や調理技術を身につけましょう．
- 地域や家庭で受け継がれてきた料理や作法を伝えていきましょう．

食料資源を大切に，無駄や廃棄の少ない食生活を
- まだ食べられるのに廃棄されている食品ロスを減らしましょう．
- 調理や保存を上手にして，食べ残しのない適量を心がけましょう．
- 賞味期限や消費期限を考えて利用しましょう．

「食」に関する理解を深め，食生活を見直してみましょう
- 子供のころから，食生活を大切にしましょう．
- 家庭や学校，地域で，食品の安全性を含めた「食」に関する知識や理解を深め，望ましい習慣を身につけましょう．
- 家族や仲間と，食生活を考えたり，話し合ったりしてみましょう．
- 自分たちの健康目標をつくり，よりよい食生活を目指しましょう．

(文部科学省，厚生労働省，農林水産省，2016)

○複合糖質や食物繊維（穀類，野菜，果物）の摂取量を増加させる．

○食塩摂取量を減少させる．

○飲酒量はほどほどにする．

これらをふまえ，わが国の食習慣の特徴を考慮した指針が，「健康づくりのための食生活指針」（**表 2-6**），「対象特性別，健康づくりのための食生活指針」（**表 2-7**），2000（平成 12）年の指針を改定した新しい「食生活指針」（**表 2-8**）が 2016（平成 28）年に示されています．

● 6つの基礎食品群

食品に含まれる栄養素の種類によって6つの食品群に分類し，毎日とらなければならない栄養素と，それを多く含む食品とを組み合わせて示しています．

第1群：良質のたんぱく質源

第2群：おもにカルシウムの供給源となるもの

第3群：おもにカロテンの給源である緑黄色野菜

第4群：緑黄色野菜以外の野菜と果物で，各種ビタミンの給源になるもの

第5群：エネルギー源となる炭水化物（糖質）を多く含む食品

第6群：油脂類

毎日の食事で，1〜6すべての食品群の食品をまんべんなく組み合わせて食べることで，ある程度栄養素などの摂取バランスが整います．家庭科教育のなかでも古くから使われ，広く知られています．

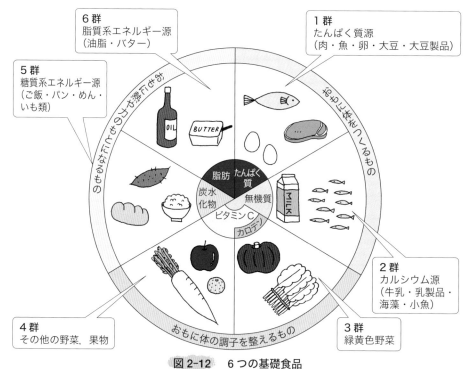

図 2-12　6つの基礎食品

1948年，当時の厚生省により，各栄養素の均衡のとれた食事のための正しい知識を普及し，日常の食生活改善・向上をはかる目的で公表された．

● 3 色食品群

　食品を，含まれる栄養素の働きの特徴から，赤，黄，緑の 3 群に分類しています．赤群，黄群，緑群をまんべんなく摂取すると，栄養素などの摂取バランスがある程度整います．

表 2-9 　 3 色食品群

	食 品	働 き	栄 養 素
赤群	魚介，肉，豆類 乳，卵	血や肉をつくる	たんぱく質，脂質，ビタミン B_1，B_2，カルシウム
黄群	穀物，砂糖 油脂，いも類	力や体温となる	炭水化物，脂質，ビタミン A，B_1，D
緑群	緑色・淡色野菜 海藻，果物，きのこ	体の調子をよくする	カロテン，ビタミン C，カルシウム，ヨウ素

1952 年に岡田正美氏によって考案され，栄養改善普及会の近藤とし子氏が普及につとめた．
量的配慮はないが，栄養についての知識や関心が薄い人々にも広く呼びかけられた．

● 動物性食品，植物性食品

　動物性食品とは，動物（海の生き物を含む）が起源となっている食品をいい，**植物性食品**とは，土地に育てられた食品です．イメージで理解するなら，動物性食品はもとをたどると，動く生き物に行き当たります．

　例）ヨーグルト →牛乳 →牛（動く），パン →小麦（動かない）

　それぞれ多く含む栄養素が異なるので，日常生活では両者を組み合わせて食べることで栄養素などの摂取バランスを整えることができます．

●「海のもの」と「山のもの」

　「海のもの」は魚介類，海藻を，「山のもの」は陸上で生産される食品類（肉類，卵，大豆製品，穀類，野菜類，果物）をさします．昔の日本では，理想の豊かな食事として，魚を食べ，穀類を食べ，野菜や山菜などを食べるのが基本でした．動物性食品と植物性食品を組み合わせて食べることを促した昔ながらの表現といえます．

●食品の色を組み合わせて！

　基本は，白，茶，赤～黄系，紫系，緑系，黒系の食材を食卓にそろえた食事をすることです．「白」はおもに主食や糖類でエネルギー源を供給します．「茶」はおもに肉などを加熱した色で，主菜となるたんぱく質源です．副菜では，「赤～黄系」「紫系」「緑系」「黒系」を，さまざまな野菜や海藻などでそろえます．このように色に配慮して食事を準備する

と，栄養素などのバランスが整うだけでなく，見た目にもおいしく，食欲を増進させてくれます．

●食事量の決め方

　発育期の子どもは，順調な身長・体重の増加が認められるかをチェックすることで，食事量が適正かどうかを知ることができます．**成長曲線**のグラフに身長・体重を継続的に書き入れて，その変化をみるとよいでしょう．

　成人の場合，体重を同一条件（例：毎週月曜日の朝，起床後トイレに行ってから）で定期的に測定すると，食事量が適正かどうかを知ることができます．消費エネルギー量と摂取エネルギー量が等しければ体重は維持されます．消費エネルギー量が摂取エネルギー量を上回れば体重は減少，下回れば体重は増加します（p.21 **図 2-8** 参照）．

自分の身長と体重を書き入れて，その変化を見てみましょう

○身長，体重は，曲線のカーブにそっていますか．
○体重は，異常に上向きになっていませんか．
○体重は，低下していませんか．

身長や体重を書き入れる成長曲線作成図のまんなかの曲線（50 のライン）が標準の成長曲線になります．からだの大きさが違っても，それぞれの曲線のカーブにそっているかどうかで，成長のようすがわかります．

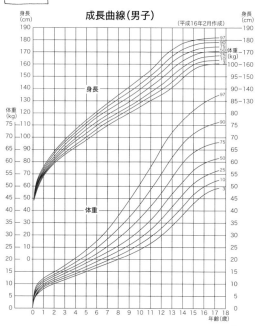

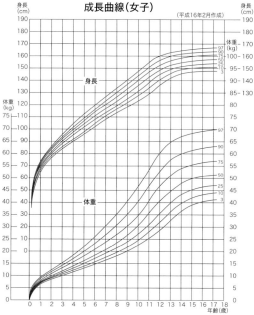

図 2-13　成長曲線

注：日本小児内分泌学会・日本成長学会合同標準値委員会の報告（2012 年）で，「日本人小児の体格を評価する際，2000 年度に厚生労働省および文部科学省が発表した身体測定値データから算出した基準値を今後も標準値として用いることが妥当であると結論する」とされている．なお，2004（平成 16）年 2 月作成のこの図は，2000（平成 12）年のデータに基づき作成されている．

3

献立作成

　食卓に出す料理の種類や組み合わせ，順序のことを献立といいます．料理の組み合わせ方は何通りもありますが，「主食，主菜，副菜，汁物，（デザート）」を基本の食事パターンとして考えるようにしましょう．主食に主菜1品，副菜2品と汁物を組み合わせると一汁三菜といわれる日本食の献立形式になります．

　献立作成では，健やかな発育や健康保持のために栄養バランスがよい献立とすることが大切です．給食の献立作成では，食事摂取基準を参考にした目標量を充足するために，食品成分表によるエネルギーや栄養の計算が行われますが，家庭の食事でこの計算をすることは大変な作業です．そのため，家庭での日常の食生活においては，「**食事バランスガイド**」（**図2-10**）に沿って料理を選択することが推奨されています．食事する人の年齢，性別，身体活動レベルに合わせて，活用例（**図2-11**）の1日の料理の品数と量を参考にするとよいでしょう．**6つの基礎食品群**（**図2-12**）からまんべんなく食品を取り入れることも，栄養バランスをとる方法の1つです．

　また，健康でおいしい食事を提供するために，栄養バランスのほかに，食事する人の特性（性別や年齢，健康状態，家族構成，食嗜好），食事区分（朝昼夕），料理様式（和洋中），味つけの変化，彩り，旬，行事や行事食，予算，調理担当者の技術，調理にかけられる時間，調理設備などに留意して献立作成を行います．

　次に献立作成の一般的な手順と実際の献立例を示します．

●**一般的な手順**

①　**主食**を決める

　まず，ご飯，パン，めん類などから主食を選びます．1日に5～7つが目安です（**図2-10**参照）．

②　**主菜**を決める

　次に主菜として肉，魚，卵，大豆製品のどれを使うかを決めます．食材60～80gを目安に1日に3皿程度とします．

③　**副菜**を決める

　副菜は，野菜，きのこ，いも，海藻などをたっぷり使った料理です．1盛り70gを目安に5～6盛り，1日350g以上を目標にします．

④　**汁物**を決める

　具材は主菜，副菜とかぶらないように選びます．

　そのほか，適宜デザートや飲み物を考えましょう（不足の栄養素や食品群を補うもの）．

●実際の献立例

　父34歳，母32歳，長女8歳小学生，長男5歳保育園児の4人家族で，両親ともに会社勤務です．平日の夕食の計画を立ててみましょう．働く母親，成長期の子ども，季節は秋などの条件を考慮します．
　① 主食は白飯にする．
　② 今日は小学校給食が肉だったので，<u>鮭の切り身をホイル焼き</u>にし，きのこや青ねぎをのせる．
　③ 噛みごたえのある<u>れんこんとごぼうのきんぴら</u>で，味つけもご飯がすすむように考える．<u>ビーンズサラダ</u>はレタスとあえる．
　④ いも類，海藻がなかったので，<u>じゃがいもとわかめのみそ汁</u>．
　⑤ デザートに<u>ヨーグルト＋はちみつ</u>．

●ポイント

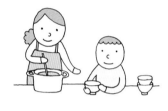

　両親を助け，家族が一緒に食生活の運営に協力する姿勢を培う．忙しくても，工夫すれば豊かな食卓が生まれることを知る．タイマーを利用したり，熱源をコンロだけに頼らず，電子レンジやトースターも活用する．カット野菜，惣菜も利用する．ご飯に合うおかず，めりはりのある味つけなどを考える．
　① 出勤前にタイマーをかけて炊飯する．その際，無洗米の利用などで時間短縮をはかる．
　② 鮭をホイルに包むのは長女の役目．オーブントースターを余熱しておけば15分でつくることができる．お父さんの分は，長男の切り身を1/4カットしたものを追加する．
　③ 長男にサラダのレタスをちぎらせ，盛りつけさせる．ごぼうはカット野菜をゆでこぼして使う．きんぴらは惣菜を利用してもよい．
　④ じゃがいもは小さめに切り，加熱時間を短縮する．
　⑤ 不足しがちな乳製品を補充し，甘みで満足感を与える．

4

食育推進を
支える
調理の基礎

　コンビニの存在や加工食品の普及などにより，手間と時間のかかる調理はつい敬遠されてしまいがちです．しかし，手づくりの食事は，食材の安全・安心の面，経済性，栄養バランス，味つけ（とくに薄味や天然出汁の使用）などにおいて簡便食に比べてはるかに優れているばかりでなく，家庭内における親子の心の交流や食べ物の本来の姿に気づくことで，食文化の伝承などに大きな効果をもたらします．
　買い物のこつを覚え，調理器具や熱源の扱いに慣れ，ごく基本的な料理ができれば自信につながり，次々と応用料理に発展させることが可能

になります．この項では5つの基礎調理について簡単な理論と実習をとりあげます．児童を取り巻く人々の食生活および食育活動に役立つ基本事項です．実習は最小単位で設定してあります．適宜ふやしてください．

●主食：ごはん

「ご飯」は日本人にとって最も大切な主食です．米を研ぐ（洗米），ご飯を装う（盛る）など別格の表現をするのも，ご飯ならではといえます．乾物である米を水に漬けて十分吸水させること，米と水の割合を知ることが大切です．

実習 A　炊飯（白飯）

〈材料〉精白米　1米カップ（150 g），水（米容積の1.2倍，重量の1.4倍）210 g

〈器具〉炊飯器または厚手のふたつき鍋，熱源

〈方法〉米は，かるく研ぎ（さっと洗い流し，2回水を換えて研ぐ），ざるにあげ，よく水切りする．炊飯器に入れ，分量の水を加え，30分以上おく．スイッチを入れて炊き，スイッチが切れたら，木杓子で全体をほぐしておく．

　鍋の場合は，ふたをしっかりして沸騰まで中火，その後ごく弱火にして18分くらい加熱して炊き上げる．

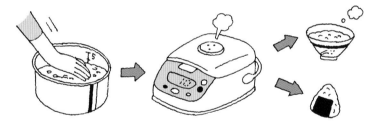

〈実験〉炊きあがりのご飯の重量を計ってみよう．

　ごはん茶碗に盛ると何杯になるだろう．

　おにぎりにすると何個できるだろう．

〈応用〉米の重量の1.5%の食塩を加え，たけのこ，豆，きのこ，栗，いもなど季節の食材を小さく切って一緒に加熱し，炊き込みごはんにする．

●主菜：たまご料理

卵は食物アレルギーを引き起こす原因食品の1つですが，成長期の児童にとってたんぱく質，ビタミンなどの供給源となります．ゆでる，焼く，出汁や牛乳を加えて蒸す，つなぎとして泡立てて菓子をつくるなど，

さまざまな調理で活躍します．また卵黄の黄色は料理を華やかにし，視覚から食欲を増進させる効果もあり，なくてはならない重要な食材です．

実習B ①ゆで卵　②温泉卵　③炒り卵————————————————

〈材料〉卵3個，水，食塩，砂糖

〈器具〉小さい片手鍋，カップめん容器，ビーカー，菜箸，熱源

〈方法〉

① 鍋に卵を1個入れ，水をかぶる程度に入れる（卵黄を中央にする場合）．菜箸でゆっくりかき回しながら沸騰まで加熱し，その後3〜5分で半熟たまご，12分でかたゆで卵ができる．すぐに冷水にとり，殻をむく．サラダ，サンドイッチなどに利用する．

② カップめんの容器に，ティッシュペーパーでくるんだ卵を1個入れる．容器のふちまで沸騰した熱湯を注ぎ，ぴったりふたをする．タオルで保温して18分おく．よく冷やし，小鉢に割り入れる．出汁しょうゆなどを添える．

凝固温度の差により，卵白はどろりとし，卵黄はころんと固まった，甘みのある温泉卵ができる．

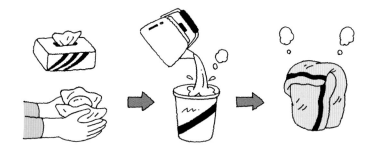

③ ビーカーに卵を割り入れ，砂糖小さじ1，食塩ひとつまみを加えてよくほぐしておく．ゆで卵を取り出したあとの湯を湯せんとしてビーカーを入れ，中火にかけて菜箸3，4本でかきまわしながら炒り卵をつくる．少し固まりかけたら火からおろしてよくかきまぜる．何度か繰り返すと，きめの細かい，きれいな炒り卵ができる．三色ご飯や，ちらしずしの具などに利用する．

〈応用〉温泉卵を深めの器に盛りつける．にんじんやしいたけのせん切り，みつばなどを，薄めた出汁しょうゆでさっと煮て，水で溶いたかたくり粉でとろみをつけた「千種あん」をかけると，見た目に美しい一品料理ができあがる．白飯に細かい炒り卵と，ゆでたこまつなのみじん切りを混ぜ込むと「菜種ご飯」になる．

●副菜：ゆで野菜

　野菜不足は，とくに若い世代や単身生活者で深刻な問題とされ，いも類や豆，海藻，きのこ類とともに調理の知識や技術を身につけることが重要です．ゆでる調理操作では，食材を水から投入するのか，沸騰湯に投入するのかを判断します．ゆで湯に食塩や，食酢などを入れる場合もあります．一般に葉菜類は沸騰湯に，根菜類やいも類は水から入れます．電子レンジ加熱は時間を短縮し，栄養の損失が少なく，エネルギーの無駄を省きます．

実習C ①青菜のおひたし　②じゃがバター————————
〈材料〉ほうれんそうやこまつななどの青菜 70 g，食塩，じゃがいも中 1 個，水
〈器具〉小鍋，ボウル，まな板，包丁，熱源
〈方法〉
　① 青菜は根元を切り取らずによく洗う．小鍋に水 400 mL を入れ，沸騰させ，食塩ひとつまみを加える．根もとを湯に入れ 10 秒後，つづいて葉先まで入れて 30 秒程度，沸騰をつづける火加減でゆでる．ボウルにたっぷりの冷水を用意し，ゆでた青菜をさらす．よくしぼり，2〜3 cm幅に切って盛りつける．出汁しょうゆなどを添える．

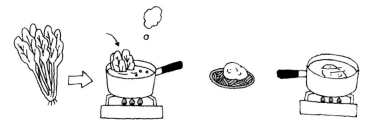

　② じゃがいもは表面をこすり洗いし，小鍋に入れてたっぷりの水を加え，火にかけて約 20 分後，竹串を刺して中心までやわらかいことを確認してから火を止める．包丁を入れ，熱いうちに食塩やバターなどを添える．または皮をむき，12 等分程度に切って水にさらし，水とともに鍋に入れて 7〜8 分ゆで，水を捨てて鍋を火の上でゆすると，粉吹きいもができる．食塩をふって主菜のつけ合わせにしてもよい．
〈実験〉洗った青菜をビニール袋に入れ，電子レンジ 600 ワットで 30 秒加熱し，水にさらす．
　じゃがいもはまるごと耐熱皿にのせ，3〜4 分加熱する．上記と同じ方法で調味し，ゆでたものと味や食感に違いがあるか比較してみよう．

●汁物：みそ汁，スープ

汁物はご飯のとおりをよくし，体を温め，野菜や大豆製品をとることができる欠くことのできない一品です．みそ汁は煮干しの出汁がおいしく，澄まし汁には昆布やかつお出汁が使われます．洋風のスープは，とりがらや野菜を煮出してとりますが，顆粒や固形の出汁の素で代用することができます．中に入れる具材は1人分20〜30gが適量です．

実習D ①豆腐のみそ汁 ②野菜スープ────────────
〈材料〉
　① 和風出汁150 mL，みそ8〜9g，豆腐30g，みつば2g
　② 洋風出汁170 mL，キャベツ・セロリ・トマトなど30g，塩・こしょう
〈器具〉小鍋，まな板，包丁，おたま，熱源
〈方法〉
　① 豆腐は1cmのサイコロ状に切り，みつばは2cmに切っておく．みそは小ボウルに入れておく．
　　小鍋に出汁を入れて火にかけ，出汁が温まったらみそのほうに少々入れて溶きのばす．小鍋に戻し，豆腐を入れる．沸騰直前にみつばを入れ，すぐに火を止める．汁椀に盛りつける．

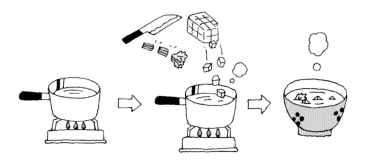

　② 野菜はざく切りにしておく．小鍋に入れ，洋風出汁とともに5分程度煮てやわらかくする．塩ひとつまみ，こしょうで調味する．
〈応用〉肉類，根菜類，こんにゃく，油揚げなどを入れて，具だくさんの汁物をつくってみよう．出汁を1人分170 mL，みそは10gとするとよい．根菜類は下ゆでするとあくがとれる．スープにパスタやベーコン，粉末チーズなどを加えるとコクやとろみが出ておいしい．

●デザート：ゼリー

　果汁や牛乳は，ゼラチンや寒天を用いてゼリー状にし，食後のデザートや間食にすると食事が豊かになります．体調不良なときや食欲のないときにも，のど越しよく食べられる利点があります．ゼラチンは冷蔵庫や氷で冷却しなければ固まりませんが，寒天は室温でも短時間で固まります．

実習 E　オレンジゼリー————————————————————
〈材料〉粉ゼラチン 2.5 g，水 20 mL，砂糖 20 g，オレンジジュース（果汁 100％）60 mL
〈器具〉小鍋，ボウル，熱源，小カップ
〈方法〉小ボウルにゼラチンを入れ，水を加え混ぜる．小鍋に湯（分量外）を入れ，ゼラチンを湯せんで溶かす．砂糖を入れてよく混ぜ，湯せんからおろしてジュースを加え混ぜる．小カップに注ぎ，冷蔵庫か氷水で冷やし固める．
〈実験〉粉寒天 0.4 g を水 30 mL で煮溶かし，砂糖 15 g，ジュース（果汁 30％）を加え混ぜて，同様にゼリー状にして固め，ゼラチンゼリーと，味や食感を比較してみよう．なお寒天は，果汁 100％では酸が強く，凝固しにくいので注意する．
〈応用〉透明なりんごやマスカットジュースを用いて，みかんやいちごなどのフルーツを細かく刻んで混ぜてから冷やすとフルーツゼリーになる．ゼラチンを使用する場合，生のパインアップルやキウイフルーツは一度加熱してから用いるようにする．

————————————————————————————

●日常の食事，和食の配膳図と主菜の盛りつけ方

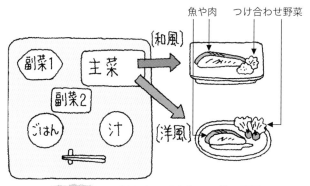

図 2-14　　料理とつけ合わせ野菜の配置
和風料理では，主菜のつけ合わせは皿の手前に盛りますが，洋風料理では向こう側に盛ることが多いようです．

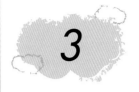

3 子どもの発育・発達と食生活

A 授乳期の食生活と母乳分泌

1

授乳期の
食生活の特徴

　胎児は，おなかの中で母親から栄養を受け取りながら，生まれてからの生活に適応できるようになるまでの40週をすごし，誕生してきます．生まれてからもしばらくは母親の母乳で成長します．そのため母親は，質，量ともに整った母乳を赤ちゃんに与えられるように，食事からいろいろな栄養を過不足なくとることが大切です．

　授乳中に必要な栄養量は，20歳女性の食事摂取基準に授乳期の**付加量**を合わせたものとして示されています（**表3-1**）．付加量が設けられているエネルギー，たんぱく質，必須脂肪酸，ミネラル，ビタミンなどは，母乳分泌と妊娠・分娩による体の消耗を回復させるために必要な栄養素です．これらの栄養素を過不足なくとるためには，授乳期の食事バランスガイド（p.25 **図2-11** 参照）を参考にして，次のような工夫をするとよいでしょう．

　　○吸収率のよい食品を選ぶ．
　　○吸収を助ける栄養素と組み合わせる（鉄とビタミンC，カルシウム
　　　とビタミンDなど）．
　　○1つの食品の中にいろいろな栄養素を含んでいるもの（レバー，牛
　　　乳，青魚，豚肉，卵など）．
　　○とりにくい栄養素はサプリメントを利用する．

　また母乳は90％近くが水分のため，水分の補給も大切です．汁物料理（ポタージュスープ，シチュー，豚汁，けんちん汁，雑煮など）にすると，水分のほかにも野菜や牛乳，肉，魚などから，たんぱく質やカルシウム，鉄，ビタミン類などを一緒にとることができます．フルーツジュースやスポーツドリンクなど糖分を含む飲み物やカフェインを含む日本茶，コーヒー，紅茶などは飲みすぎに注意しましょう．

　思春期，更年期とならんで産後は**肥満**のきっかけになりやすく，授乳期に肥満が解消されずに残ると，糖尿病，高血圧，心筋梗塞などの生活習慣病へとつながる危険があります．母体重は，産後6か月までには妊娠前の体重に戻すことを目標にしましょう．乳児に母乳を飲ませると母体の消費エネルギーが増えて体脂肪が燃焼し，妊娠期に蓄積された脂肪を消費するため体重を減らすことができます．母乳栄養から人工栄養に切り替えた場合は，非妊娠期の食事摂取基準に戻す必要があります．

表 3-1　授乳婦の食事摂取基準（付加量）

エネルギー		推定エネルギー必要量[*1]		
エネルギー	（kcal/日）	+350		

栄養素			推定平均必要量[*2]	推奨量[*2]	目安量
たんぱく質		（g/日）	+15	+20	—
脂　質	脂　質	（%エネルギー）	—	—	—
	飽和脂肪酸	（%エネルギー）	—	—	—
	n-6 系脂肪酸	（g/日）	—	—	10
	n-3 系脂肪酸	（g/日）	—	—	1.8
炭水化物	炭水化物	（%エネルギー）	—	—	—
	食物繊維	（g/日）	—	—	—
ビタミン	脂溶性	ビタミン A　（μgRAE/日）[*3]	+300	+450	—
		ビタミン D　（μg/日）	—	—	8.5
		ビタミン E　（mg/日）	—	—	7.0
		ビタミン K　（μg/日）	—	—	150
	水溶性	ビタミン B₁　（mg/日）	+0.2	+0.2	—
		ビタミン B₂　（mg/日）	+0.5	+0.6	—
		ナイアシン　（mgNE/日）	+3	+3	—
		ビタミン B₆　（mg/日）	+0.3	+0.3	—
		ビタミン B₁₂　（μg/日）	+0.7	+0.8	—
		葉　酸　（μg/日）	+80	+100	—
		パントテン酸　（mg/日）	—	—	6
		ビオチン　（μg/日）	—	—	50
		ビタミン C　（mg/日）	+40	+45	—
ミネラル	多量	ナトリウム　（mg/日）	—	—	—
		（食塩相当量）　（g/日）	—	—	—
		カリウム　（mg/日）	—	—	2,200
		カルシウム　（mg/日）	—	—	—
		マグネシウム　（mg/日）	—	—	—
		リ　ン　（mg/日）	—	—	800
	微量	鉄　（mg/日）	+2.0	+2.5	—
		亜　鉛　（mg/日）	+3	+4	—
		銅　（mg/日）	+0.5	+0.6	—
		マンガン　（mg/日）	—	—	3.5
		ヨウ素　（μg/日）	+100	+140	—
		セレン　（μg/日）	+15	+20	—
		クロム　（μg/日）	—	—	10
		モリブデン　（μg/日）	+3	+3	—

[*1]参考表に示した付加量である．
[*2]推定平均必要量および推奨量は，付加量である．
[*3]プロビタミン A カロテノイドを含む．

授乳期の飲酒や喫煙は母乳の成分や乳児に影響を及ぼすことがわかっています．妊娠期，授乳期には飲酒や喫煙は控えるようにしましょう．

2

母乳分泌の
しくみ

乳房の発達や乳汁の分泌は女性ホルモンの作用を受けて起こります．妊娠中は胎盤や卵巣から分泌されるエストロゲン（卵胞ホルモン）とプロゲステロン（黄体ホルモン）の作用で妊娠が維持され，乳房や乳腺の発達がみられます．この時点では母乳の分泌は抑えられていますが，分娩が終わるとエストロゲンとプロゲステロンに代わって**プロラクチン**（催乳ホルモン）と**オキシトシン**（射乳ホルモン）が分泌され，母乳分泌が開始されます．プロラクチンは母乳分泌を刺激し，オキシトシンは乳汁を乳管に送り出す働きをします．プロラクチンは，乳児による乳頭刺激により分泌量がさらに増えることから，3か月ころまでは母乳を積極的に吸わせることで母乳分泌を促すことができます．

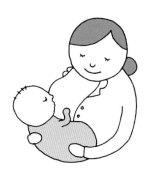

Ｂ　乳汁期の食生活の特徴

乳汁期は人の一生のうちで最も発育の盛んな時期です．体重は1歳で出生時のおよそ3倍に，身長は1歳でおよそ1.5倍になります．また頭囲や胸囲も増加し，歯も生え始めます．このため発育のための栄養素がたくさん必要になり，不足すると脳の発育や精神の発達にも影響を及ぼすことになります．乳児は，生後5，6か月ころまでは母乳だけで健康に発育します．

このように母乳のみで栄養を行うことを**母乳栄養**，母乳以外の育児用ミルクなどを用いる方法を**人工栄養**といいます．また母乳と育児用ミルクの両方を与えることもあり，これを**混合栄養**といいます．

乳汁期は乳汁の種類にかかわらず，母子の健康維持とともに健やかな母子・親子関係をつくることが大切です．

1

母乳栄養

●母乳栄養の移り変わり

　すべての哺乳動物が母親の乳汁で子どもを育てるように，人間も母乳で育てるのが理想であり自然な方法です．わが国では1945（昭和20）年代まではほとんどが母乳栄養でしたが，**図3-1**に示すように，1960年から1970年にかけて母乳栄養が激減しています．その理由として，育児用ミルクの開発が進み，内容が母乳に近づいたため，本来母乳の代替品であるはずの育児用ミルクが過大評価されたこと，また施設分娩による育児用ミルクの導入や，働く女性が増えたことなどが考えられます．

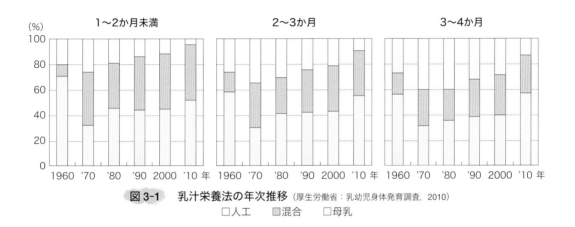

図3-1　乳汁栄養法の年次推移 (厚生労働省：乳幼児身体発育調査, 2010)
□人工　▨混合　□母乳

　しかし一方で，母乳で育てることを希望している妊婦さんも多いことから，厚生省（現厚生労働省）は，1975（昭和50）年，「母乳運動推進のための3つのスローガン」を発表しました．WHOとユニセフは2018（平成30）年に改訂された「母乳育児成功のための10のステップ」を発表し，そのなかですべての母親が自分の子どもの栄養法を決定する権利を有し，それを尊重するという趣旨が示されています（**表3-2**）．

　図3-1の乳汁栄養法の年次推移をみると，1980（昭和55）年以降母乳栄養が少しずつ増加しています．2010（平成22）年には，生後1か月時では母乳栄養が50％，混合栄養を加えると90％以上が母乳で育児をするようになってきました．また，2〜3か月，3〜4か月では母乳栄養の割合が1960年代とほぼ同じにまで回復しています．混合栄養を加えると90％近くになり，母乳哺育に対する意識の高まりがうかがえます．2019（平成31）年に改訂された「授乳・離乳の支援ガイド」においては，母乳で育てたいと思っている母親が無理せず母乳育児を行えるように，また人工栄養や混合栄養に切り替えざるを得ない場合でも，乳汁栄養の種類にかかわらず母親が安心して授乳ができるように，支援

表 3-2　母乳育児成功のための 10 のステップ（2018 年改訂）

●重要な管理方法
1a．母乳代替品のマーケティングに関する国際規約および世界保健総会の決議を確実に遵守する．
1b．定期的にスタッフや両親に伝達するため，乳児の授乳に関する方針を文書にする．
1c．継続的なモニタリングとデータマネジメントのためのシステムを構築する．
2．スタッフが母乳育児を支援するための十分な知識，能力と技術を持っていることを担保する．
●臨床における主要な実践
3．妊婦やその家族と母乳育児の重要性や実践方法について話し合う．
4．出産後できるだけすぐに，直接かつ妨げられない肌と肌のふれあいができるようにし，母乳育児を始められるよう母親を支援する．
5．母乳育児の開始と継続，そしてよくある困難に対処できるように母親を支援する．
6．新生児に対して，医療目的の場合を除いて，母乳以外には食べものや液体を与えてはいけない．
7．母親と乳児が一緒にいられ，24 時間同室で過ごすことができるようにする．
8．母親が乳児の授乳に関する合図を認識し，応答できるよう母親を支援する．
9．母親に哺乳びんやその乳首，おしゃぶりの使用やリスクについて助言すること．
10．両親と乳児が，継続的な支援やケアをタイムリーに受けることができるよう，退院時に調整すること．

（WHO/UNICEF：「赤ちゃんに優しい病院運動」を実施しようとする産科施設等のための実践ガイダンスより）

表 3-3　授乳等の支援のポイント

母乳の場合	育児用ミルクを用いる場合
・出産後はできるだけ早く，母子がふれあって母乳を飲めるように支援する． ・子どもが欲しがるサインや，授乳時の抱き方，乳房の含ませ方などについて伝え，適切に授乳できるよう支援する． ・母乳が足りているかなどの不安がある場合は，子どもの体重や授乳状況などを把握するとともに，母親の不安を受け止めながら，自信をもって母乳を与えることができるよう支援する．	・授乳を通して，母子・親子のスキンシップが図られるよう，しっかり抱いて，優しく声かけを行うなど暖かいふれあいを重視した支援を行う． ・子どもの欲しがるサインや，授乳時の抱き方，哺乳びんの乳首の含ませ方などについて伝え，適切に授乳できるよう支援する． ・育児用ミルクの使用方法や飲み残しの取扱などについて，安全に使用できるよう支援する．

・母親などと子どもの状態を把握しながらあせらず授乳のリズムを確立できるよう支援する．
・授乳のリズムの確立以降も，母親などがこれまで実践してきた授乳・育児が継続できるように支援する．

※混合栄養の場合は母乳の場合と育児用ミルクの場合の両方を参考にする．

（厚生労働省：授乳・離乳の支援ガイド，2019 より抜粋）

のポイントが示されています（**表 3-3**）．

●母乳の成分

　母乳は消化，吸収，代謝がよく，生後 5 か月ころまでの乳児の栄養法として最良のものです．

① 初　乳

　分娩後，数日間分泌される黄色味を帯びた多少粘りのある母乳を**初乳**といいます．**成熟乳**に比べて分泌量は少ないのですが，たんぱく質，ミネラルを多く含み，脂質，乳糖の含量は少なくなっています．感染を防ぐ免疫グロブリン A やラクトフェリンは，成熟乳と比べても，とくに多く含まれ，細菌やウイルス，アレルギーの原因となるたんぱく質が粘膜

表 3-4　母乳，牛乳，調製粉乳の成分組成の比較

		母 乳 (100 g)	牛 乳 (100 g)	育児用ミルク (明治ほほえみ)	フォローアップミルク (明治ステップ)
調製濃度	(%)			13.5	14
エネルギー	(kcal)	61	61	68	64.5
たんぱく質	(g)	1.1	3.3	1.50	1.55
脂 質	(g)	3.5	3.8	3.52	2.52
糖 質	(g)	7.2	4.8	7.79	8.95
灰 分	(g)	0.2	0.7	0.31	0.574
カルシウム	(mg)	27	110	51	112.5
リ ン	(mg)	14	93	28	56.3
ナトリウム	(mg)	15	41	19	28.0
カリウム	(mg)	48	150	66	110
鉄	(mg)	0.04	0.02	0.81	1.25
銅	(mg)	0.03	0.01	0.043	添加なし
亜 鉛	(mg)	0.3	0.4	0.41	添加なし
ビタミン A	(μgRE)	46	38	53	70.0
ビタミン K	(μg)	1	2	3.4	3
ビタミン B_1	(mg)	0.01	0.04	0.054	0.100
ビタミン B_2	(mg)	0.03	0.15	0.081	0.113
ビタミン C	(mg)	5	1	9.5	10.0

注）母乳，牛乳は日本食品標準成分表 2020 年版（八訂），「明治ほほえみ」「明治ステップ」は
　　メーカー発表の調乳 100 mL 中の数値（2022 年 10 月現在）より．

に侵入するのを防いでいます．このため新生児には必ず飲ませることが
大切です．

② 成 熟 乳

　一般に母乳といわれているもので，生後 10 日くらいで成分や分泌量
が安定してきます．乳児の成長に適したすべての栄養素が消化吸収され
やすいかたちで含まれています．

　表 3-4 に母乳と牛乳，調製粉乳の成分組成を示します．母乳と牛乳の
栄養成分を比べると次のような特徴があります．

　たんぱく質…牛乳と比べて量は 1/3 で，乳清たんぱく質の割合が多
　く，牛乳に多いカゼインが少なくなっています．乳清たんぱく質は，
　胃酸により凝固してできるカードがやわらかく，消化されやすいのが
　特徴です．また新生児に必須であるシスチン，タウリン，アルギニン
　を多く含んでいます．

　脂　　質…牛乳と比べて量は変わりありませんが，母乳には吸収のよ
　い不飽和脂肪酸が多く，とくにリノール酸，α-リノレン酸，ドコサヘ
　キサエン酸などは牛乳よりはるかに多く含まれています．

　糖　　質…大部分は乳糖で，牛乳と比べるとおよそ 2 倍の量を含みま
　す．乳糖は小腸でのカルシウム吸収の促進や，腸の蠕動運動を活発に
　します．乳糖の分解物であるガラクトースは，脳や神経組織の構成成

分でもあります。またオリゴ糖を含み，腸内のビフィズス菌の増殖や，定着に有利に働いています。

ミネラル…牛乳と比べて量はおよそ 1/3 で，乳児の未熟な腎臓に負担のかからない量が含まれています。カルシウム量は牛乳の 1/4 ですが，カルシウムとリンの比率は 2：1 と，カルシウムが吸収されやすい割合になっています。

ビタミン…ほとんどのビタミンが含まれています。母親にビタミンの欠乏がなければ母乳による欠乏はみられません。

●母乳の利点

　○乳児が 5 か月ころまで順調に発育するのに必要な栄養素を，すべてみたしています。

　○乳児にとって消化吸収率や利用率が高く，未熟な内臓に負担がかかりません。

　○母乳に含まれるさまざまな免疫物質（とくに初乳には免疫グロブリン A，リゾチーム，ラクトフェリンなどの抗菌作用の強い物質が多く含まれています）が感染を防ぐため，死亡率，感染症の発症が低くなります。

　○授乳が簡単で，授乳時の細菌感染の危険が少なくなります。

　○授乳をとおして，母子間に安定感や満足感などの強い絆を築くことができます。

　○母乳分泌にかかわるホルモンであるオキシトシンは，子宮筋の収縮を促すので，母体の産後の回復を助けます。

　○母乳栄養児は，人工栄養児に比べて，肥満になるリスクが低くなります。

　○母乳栄養児のほうが，小児および成人の糖尿病の発症リスクが低くなります。

●授乳の方法

① 授乳の開始時期

　乳児による乳頭刺激が母乳分泌を促すことから，分娩後はなるべく早く授乳を開始することが望ましいとされています。

② 授乳回数，授乳間隔

　生後すぐは母乳分泌量が少なく，不慣れさもあって授乳回数は不規則です。その後分泌量は徐々に増え，生後 1 か月くらいたつと十分量が分泌されるようになり，授乳回数，間隔が決まってきます。

　現在は，乳児が欲しがるときに授乳する自律授乳が行われています。

自律授乳を行ううえで大切なことは，乳児の要求を保育者が正しく判断し，母乳不足にならないように気をつけることです.

　およその授乳間隔・回数は，生後 2〜3 か月ころは 3〜4 時間おきに 5〜6 回くらい，その後は 4 時間おきに 5 回くらいになり，夜間の授乳はだんだん減ってきます.

③ 与 え 方

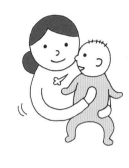

　落ち着いた環境で乳児をしっかり抱き，目を見ながら授乳します. 授乳が終わったら乳児を立てて抱き，軽く背中をたたくようにして排気（げっぷ）させます. 乳児は胃の括約筋の働きが未熟なため，飲み込んだ空気と一緒に乳を吐く（吐乳）ことがあります. これを防ぐために，授乳のたびに排気させるように気をつけます.

●母乳不足のサインと分泌量の維持

　次に示すような兆候がいくつか重なってみられる場合は，母乳不足を疑ってみましょう.

　　○哺乳時間が長い（30 分以上）.
　　○授乳間隔が短い.
　　○眠りが浅く，機嫌が悪い.
　　○便秘しやすい.
　　○体重の増え方が悪い.

　また母親は母乳分泌量の維持のため，次のような努力をしましょう.

　　○バランスのよい食事と水分をしっかりとる（授乳期の食生活参照）.
　　○睡眠をしっかりとり，適度な運動をする.
　　○1 回の授乳時に飲みきれずに残った母乳は搾って捨て，乳房を空にしておく.

●母乳をやめる時期

　母乳をやめる時期については，子どもが自然に母乳を離す時期という考えが提唱されています. 母子のスキンシップの面からも無理に母乳をやめさせる必要はないとの考え方が主流になってきたためです. 厚生労働省は，2002（平成 14）年度から母子健康手帳の中で断乳という表現をやめ，1 歳と 1 歳 6 か月の健康診断時に母乳を飲んでいるか否かを確認することとしました.

　離乳が始まっても母乳は離乳食と並行して与えますが，離乳が順調に進んで，離乳食からの栄養摂取の割合が増えるのに伴い，母乳を飲む量が減ってきます. 離乳が完了するころには自然に母乳から離れていきます. 母乳を卒業したら牛乳またはフォローアップミルクに切り替えます.

●母乳の冷凍保存

　以前は，母乳栄養で子どもを育てていても，仕事に復帰すると同時に母乳栄養をあきらめざるを得ませんでした．しかし最近は，母乳を冷凍することができるようになり，この方法を利用する母親や保育所が増えています．母乳を搾乳するときは，専用の母乳バッグを使用し，搾乳したら−18〜−20℃の冷凍庫で急速冷凍します．成分は−20℃冷凍保存で3週間は変化がないとされています．ドアの開閉の多い家庭用冷凍庫の場合は，なるべく早く使い切るようにします．解凍する場合は，流水で手早く行います．加熱すると免疫物質が破壊されるので，熱湯や電子レンジでの解凍はさけます．解凍後は殺菌した哺乳びんに移し，37℃前後に湯せんして温め，ただちに授乳します．細菌汚染をさけるために，搾乳，保存，持ち運び，解凍など，すべての工程を衛生的に行うことがとても重要です．

●母乳栄養の問題点

　母乳は乳児にとって理想的な栄養源ですが，次に示すようないくつかの問題点があります．

① 母乳性黄疸

　新生児の生理的黄疸とは異なり，母乳栄養の場合は2か月以上軽い黄疸がつづくことがあります．母乳中にビリルビンの分解を妨げる物質が含まれているため，血中に間接ビリルビンが増えるのが原因です．その場合，母乳はやめずに，医師の指示に従って経過をみます．

② 乳児ビタミンK欠乏性出血症

　ビタミンKは血液凝固に必要な物質の生成に関与しているので，乳児の血液中にビタミンKが不足している場合に頭蓋内出血を起こすと，重症な脳障害を引き起こし，死にいたることもあります．発症は生後2週間から3か月のあいだが多く，ほとんどが母乳栄養児です．ビタミンKは腸内細菌から合成されますが，母乳栄養児の腸内はビフィズス菌が多く，ほとんどビタミンKがつくられないこともあり，母乳中にビタミンKが不足すると，乳児に欠乏症が起こります．現在は，ビタミンK剤を，出生当日，生後7日目，生後1か月目に投与し，欠乏を予防しているので，欠乏症の心配はありません．

③ ウイルス感染症

　母乳を介して感染するものに成人T細胞白血病（ATL），HIVヒト免疫不全ウイルス感染症（AIDS），サイトメガロウイルスがあります．予防としては母乳を与えないのが効果的ですが，その善し悪しについては明

らかな方針が立てられていません．医師の指示を受けるなどの対応が必要です．

④ **アレルギー**

　母乳に含まれるたんぱく質は乳児にとって抗原性が少なく，アレルギーは起こりにくいと考えられています．しかし母乳栄養によって乳幼児のアレルギー発症が減るという確証はありません．また，母親が原因食物の除去をしても予防効果はないとされています．むしろ母親はバランスのよい食事をしっかりとることを心がけましょう．乳児自身のアレルギー対策は，必ず専門医の指示を受けることが大切です．

⑤ **環境ホルモン**

　現在問題になっている毒性の強いダイオキシンは，体内に入ると脂肪組織に蓄積され，母乳から高濃度で検出されることが報告されています．ダイオキシンについての現時点での見解としては，乳児に移行するダイオキシンの量は母乳摂取期間が短いことなどを考えて，母乳栄養を行ううえで問題はないとされています．母乳を与えるメリットのほうが大きいと考えられているからです．また母親は動物性脂肪の摂取をひかえ，ダイオキシン排泄に有効とされる食物繊維の多い食事を心がけることも大切です．

⑥ **薬物，飲酒，喫煙**

　母親が**薬物**を使用した場合，多くの薬物が，わずかながら母乳に移行します．ほとんどの薬物が乳児に悪影響を与えることはないので，授乳を中止する必要はない場合が多いのですが，服用に際しては，説明書にある授乳婦への注意の確認や，医師の指示を受けることが望まれます．

　母親が**飲酒**をすると，母乳中にアルコールが検出され，乳児にアルコール依存症様の影響や，脳への発達障害という影響が現れます．飲酒量が多い場合は，母乳の分泌量が減少します．**喫煙**も母乳の分泌量を減らします．そして母乳を介してニコチンなどの有害な化学物質が乳児に吸収されて，気管支喘息などを発症させる可能性もあります．母親だけでなく，乳児も間接喫煙の害があるので，同じ部屋での喫煙はしないようにします．最近では，間接喫煙が乳幼児突然死症候群（SIDS）の原因ではないかと疑われています．授乳しているあいだは，飲酒や喫煙は控えるようにします．

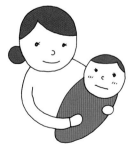

2
人工栄養

　母乳不足，母親の就労など，さまざまな事情により母乳栄養が行えない場合，母乳の代替品で栄養を行う方法を**人工栄養**といいます．

●人工栄養の移り変わり

　母乳に代わるものとして，古くは動物の乳汁，多くは牛の乳が用いられていました．しかし牛乳は母乳と比べて栄養素の量や質に大きな違いがあり，牛乳をそのまま与えていた時代には，乳児は消化不良を起こしやすく，死亡率も高いものでした．1951（昭和26）年にはじめて厚生省令で「乳または乳製品に乳幼児にとって必要な栄養素を大臣許可の種類と割合で混合した粉末」である調製粉乳の規格がつくられました．1959（昭和34）年には，母乳の栄養成分により近づけるために，牛乳のたんぱく質や脂肪などの成分の変換や，不足する栄養素を添加するなどの改良が行われました．これにより粉ミルクはめざましく進歩し，現在の調製粉乳（育児用ミルク）の原型となりました．1983（昭和58）年，銅と亜鉛の添加が許可され，さらに乳児に必要なタウリン，シスチン，ラクトフェリン，DHAなどが添加されたものもあります．現在も母乳の成分に少しでも近づけるために，日々，研究がつづけられています（p.43 **表3-4** 参照）．

　2018（平成30）年8月，厚生労働省が乳児用調製液状乳（液体ミルク）の規格基準を定めた改正省令を施行しました．これにより日本でも液体ミルクの製造販売ができるようになりました．液体ミルクは乳児用調製粉乳と同じ成分で調乳・殺菌済みのため，そのまま哺乳びんに移し替えて与えることができます．常温での長期保存が可能で，夜間や外出時の利用や災害時の備蓄品としての活用などが期待されています．液体ミルクの使い方と注意点については，7-Aの緊急時・災害時への対応（p.147）に示しました．

●調製粉乳

　人工栄養を行う場合，乳汁として，おもに**調製粉乳**が用いられます．厚生省令（1979（昭和54）年）では，「調製粉乳とは生乳，牛乳もしくは特別牛乳またはこれらを原料として製造した食品を加工し，または主要原料とし，これに乳幼児に必要な栄養素を加え粉末にしたものをいう」とあります．調製粉乳には育児用ミルク，低出生体重児用ミルク，ペプチドミルク，フォローアップミルクがあります．

　それぞれのミルクの特徴を次に示します．

① 育児用ミルク

　牛乳の成分を母乳に近づけるよう改良し，母乳の代替品として用いら

れます.

　たんぱく質…3 倍量のたんぱく質の量を減らし，カゼインの一部を乳清たんぱく質に置き換えています．アミノ酸組成を母乳に近づけ，牛乳に少ないタウリン，シスチンを添加しています.

　脂　　　質…牛乳の脂肪を植物油や魚油に置き換えて，脂肪酸組成を母乳に近づけています．また必須脂肪酸であるリノール酸やリノレン酸，脳や網膜の発達を促す DHA が添加されています.

　炭水化物…乳糖とオリゴ糖が添加されています．オリゴ糖は腸内のビフィズス菌の増殖を助け，これにより便の状態は母乳栄養児に近くなります.

　ミネラル…およそ 3 倍量のミネラルの量を減らし，腎臓への負担を軽減しています．またカルシウムの吸収をよくするために，Ca：P 比を母乳と同じ 2：1 に調整しています．そのほか鉄，銅，亜鉛を強化しています.

　ビタミン…各種ビタミンは，食事摂取基準をみたすように添加されています.

　そのほか感染防御作用をもつラクトフェリンやシアル酸を添加した製品もあります.

　現在，市販されている育児用ミルクはそれぞれに特徴がありますが，成分にはほとんど違いがなく，どの製品も安心して使用することができます.

② 低出生体重児用ミルク

　低出生体重児にとっては母乳栄養が最も望ましいのですが，不可能な場合は，育児用ミルクまたは低出生体重児用ミルクが用いられます．とくに出生体重が 1,500 g 以下の場合は，入院治療を要することが多く，このミルクは医師の処方のもとで使用します．成分は，育児用ミルクに比べて，たんぱく質，糖質，ミネラル，ビタミンが多く，脂肪が少なくなっています.

③ ペプチドミルク

　牛乳中のたんぱく質を酵素で分解し，消化されやすいペプチドを主成分にしたミルクです．乳児にとって消化しやすく，アレルゲン性の低いミルクですが，アレルギーの治療乳ではありません.

④ フォローアップミルク

　成分は牛乳に近いものですが，牛乳に少ない鉄，ビタミンなどが強化されたミルクです．成分が牛乳に近いので用いる場合は生後 9 か月以降とします.

　離乳が順調に進んでいれば母乳や育児用ミルクを離乳完了まで用いて

も差し支えないので，フォローアップミルクに切り替える必要はありません．離乳食から鉄が十分にとれていないと考えられる場合に使用することで不足を補うことができます．

●特殊用途粉乳

① 大 豆 乳

牛乳アレルギー用のミルクです．大豆たんぱく質を原料として，大豆に不足しているヨード，メチオニンを添加し，ビタミンとミネラルを強化した製品です．乳糖を使用していないので，乳糖不耐症にも用いることができます．

② カゼイン加水分解乳

牛乳アレルギー用のミルクです．牛乳たんぱく質のβ-ラクトグロブリン，α-ラクトアルブミンを除去し，さらにカゼインを人工的に酵素で分子量の小さいポリペプチドやアミノ酸に加水分解し，酵素活性を失活させた製品です．乳糖を使用していないので，乳糖不耐症にも用いることができます．

③ アミノ酸混合乳

カゼイン加水分解乳でもアレルギー反応が出てしまう，症状が重い場合に用いる牛乳アレルギー用のミルクです．たんぱく質を用いずに，母乳たんぱく質を構成するアミノ酸組成を参考に，20種類のアミノ酸を混合し，ミネラル，ビタミンを加えた製品です．アミノ酸のみでつくられているので，アレルギー反応は起こりません．

④ 無乳糖乳

乳糖を分解する酵素が欠損している場合（**乳糖不耐症**）に，乳糖が含まれている母乳やミルクを摂取すると下痢をしてしまいます．乳糖の代わりにブドウ糖を用いた製品です．

●特殊ミルク

先天的に体内の物質代謝が障害されている**先天性代謝異常症**の場合に用いられます．気づかずに母乳や育児用ミルクを用いると，身体発育障害，知能障害，運動機能障害を起こします．早期発見，早期治療することにより発症を防ぐことが可能です．わが国では1977（昭和52）年より，すべての新生児が先天性代謝異常症（アミノ酸代謝異常，有機酸代謝異常，脂肪酸代謝異常，糖質代謝異常，内分泌異常の全20疾患）を発見するためのマススクリーニングを受けています．これらの疾患が発見された乳児に，疾患に応じた治療用ミルクをすみやかに与えることで，発症を防ぐ効果をあげています．特殊ミルクは市販されていません

が，疾患に応じて医師の処方のもと，公費で乳児に提供されています．

●調乳の方法

調製粉乳（育児用ミルクなど）を処方に従って調合し，乳児に与えられるような状態にすることを，**調乳**といいます．調乳には次に示す2つの方法があります．どちらの作業も衛生に十分に注意して行う必要があります．

① 無菌操作法

家庭などで授乳のたびに1回分ずつ調乳する方法です．あらかじめ殺菌してある哺乳びんや乳首を使って調乳し，調乳後は殺菌しません．したがって衛生的に取り扱い，調乳後はすぐに授乳することが大切です．

〈準備する器具〉

哺乳びん，乳首，キャップ，哺乳びんばさみ，消毒用なべ，やかんまたはポット，洗浄用ブラシ

〈消毒の方法〉

それぞれの生活に合わせ，負担なくつづけられる方法を選びましょう．

煮沸消毒…市販の滅菌器を使用する際は，メーカーの取り扱い説明書に従って行います．家庭などでは次の方法で煮沸消毒します．

① 大きめのなべに水をみたし，調乳に必要な器具を完全に水中に浸し（中に空気の泡がないことを確認），火にかけます．

② 沸騰したら火を止め，器具類が必要になるまで，なべにふたをして置いておきます．

滅菌器やなべから哺乳びんや調乳器具を取り出す前には，必ず手指を石ケンと清浄な水で十分に洗います．また器具類を取り出す際には，滅菌した哺乳びんばさみやトングを使用します．再汚染を防ぐため，器具類は使用する直前に取り出すことが最良です．また取り出した器具をすぐに使用しない場合は，清潔な場所に取り出します．よく乾燥させてから哺乳びんを完全に組み立てて保管すれば，哺乳びんの内側や乳首の汚染を防ぐことができます．

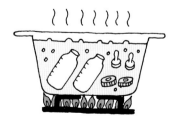

水から沸騰させ，煮沸消毒します．

薬物消毒…器具類はよく洗浄しておきます．専用容器に，次亜塩素酸ナトリウムを主成分とする薬剤を指示どおりに希釈し，器具類を1時間以上浸します．使用時に取り出し，水気をよく切って使用します．薬剤を正しい濃度に希釈し，つねに新しい液を使うようにします．

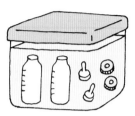

薬剤を決められた濃度にうすめ，1時間以上つけておきます．

　　電子レンジ…器具類はよく洗浄してから専用の容器に入れ，規定量の水を入れて，電子レンジで決められた時間加熱します．加熱むらがないか注意する必要があります．

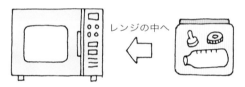

レンジの中へ

専用の容器に水と一緒に入れて，加熱します．

〈調乳の手順〉

① 調乳する前に手指を石ケンで洗います．

② 調乳する場所を清潔にし，殺菌した器具類を用意します．

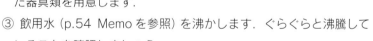

③ 飲用水（p.54 Memoを参照）を沸かします．ぐらぐらと沸騰していることを確認しましょう．

④ 粉ミルクの容器に書かれている説明文を読み，必要な湯の量と粉の量を確かめます．加える粉ミルクの量は，説明文より多くても少なくてもいけません．

⑤ やけどに注意しながら，殺菌した哺乳びんに出来上がり量の2/3量の湯を注ぎます．湯は70℃以上に保ち，沸かしてから30分以上放置しないようにします．

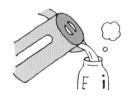

⑥ 正確な量の粉ミルクを，哺乳びんの中の湯に加えます．

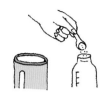

⑦ やけどしないように，清潔なふきんなどを使って哺乳びんを持ち，
中身が完全に混ざるようにゆっくり振るか，または回転させます．

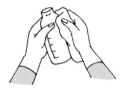

⑧ 出来上がり量まで湯を加え，乳首をつけ，キャップをします．
⑨ 哺乳びんを流水に当てるか，冷水または氷水の入った容器につけ
て，授乳できる温度まで冷やします．このとき中身を汚染しないよ
うに，冷却水は哺乳びんのキャップより下の部分に当てるようにし
ます．

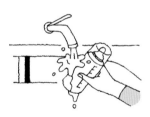

⑩ 腕の内側に少量のミルクを垂らして，必ず授乳に適した温度（体温
程度）になっているか確認します．生温かく感じ，熱く感じなけれ
ば大丈夫です．

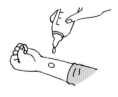

⑪ ミルクを与えます．
⑫ 調乳後，2時間以内に使用しなかったミルクや飲み残したミルク
は捨てましょう．
⑬ 使用した器具類は，びん用ブラシなどを使用して，残ったミルクを
確実に洗い落とします．

② 終末殺菌法

　病院や保育所など多人数のための調乳法で，1日分をまとめて調乳し，哺乳びんごと一度に煮沸消毒したあと，冷蔵庫に保管し，24時間以内に使用します．

〈必要な器具〉

　哺乳びん，乳首，キャップ，自動量り，計量カップ，調乳用なべ，消毒用なべ，洗浄用ブラシ

〈調乳の手順〉

① 1日に必要なミルクと湯（70℃に冷ましたもの）の量を計算します．
② 調乳用のなべに必要量の1/2程度の70℃の湯を入れ，ミルクを加えてゆっくり撹拌し，溶けたら残りの湯を加えて仕上げます．
③ 哺乳びんに乳汁を分注したあと，キャップをゆるくしめます．
④ 消毒用なべに哺乳びんを並べて立て，びんの1/3くらいの水を入れて，ふたをして火にかけます．沸騰後5分間，煮沸消毒します．
⑤ 消毒後，キャップをしっかりしめ，流水で冷ましてから冷蔵庫に保管します．
⑥ 授乳のたびに1本ずつ取り出し，湯せんで体温程度に温め，消毒済みの乳首をつけて授乳します．

Memo

　調乳用の水は，次のいずれかを，念のため沸騰させて使用します．
○水道水
○水道法に基づく水質基準に適合することが確認されている自家用井戸水などの水
○調製粉乳の調製用として推奨される容器包装に充填し，密栓または密封した水

Memo

　粉ミルクに菌（サカザキ菌など）が混入している場合を考慮し，WHOとFAOより「乳児用調製粉乳の安全な調乳，保存および取り扱いに関するガイドライン」が公表されました．それを受け，わが国では調乳温度は菌が殺菌される70℃以上に変更されました．メーカーによっては，哺乳びんに粉ミルクを先に入れてから規定量の湯をミルクの塊ができないように撹拌しながら加える方法を示している場合もあります．

●授乳の方法

　調乳後は体温程度にさまし，必ず温度を確認します．哺乳びんを傾けて，乳首から乳汁が適量落ちることを確認し，時間をおかずに授乳します．母乳を与えるときと同様，乳児をしっかり抱いて，目を見ながら授

乳します.

空気を飲ませないように，哺乳びんを傾けて，つねに乳首の中にミルクがある状態にしておきます．授乳後は母乳の時と同様，排気させます．寝かせたままの授乳は危険を伴い，乳児も十分な満足感を得ることができないのでやめましょう．ミルクを飲み残したときは，取りおきせずに，必ず捨てるようにします.

●人工栄養の留意点

わが国で市販されている育児用ミルクは，製品による成分組成に大きな違いはないので，乳児の好みや便の状態をみて決めるとよいでしょう.

開缶後は，メーカーの表示では約1か月保存可能ですが，乾燥した涼しい場所に保存し，なるべく10日以内に使い切るようにします．また冷蔵庫で保管すると庫内と室内の温度差により，缶の内部に水滴がついてカビの原因になるのでやめましょう.

調乳濃度は製品によって異なるので（ほとんどの場合13%），缶についている計量スプーンを用いて，指示どおりの量を計ります．使用したスプーンはきれいに洗って乾燥させておきます.

現在の育児用ミルクの使用方法は，ミルクだけで調乳し，調乳濃度は月齢や体重に関係なく，指定された同一濃度にします．また母乳を与えるときと同様，自律授乳を行います.

3

混合栄養

母乳の不足，あるいは母乳の分泌量は十分でも，母親の就労などで育児用ミルクを加えて栄養を行うことを**混合栄養**といい，次の3つの方法が考えられます.

○授乳のたびに，まず母乳を飲ませ，つづけて不足分を育児用ミルクで補う方法.

これは毎回，赤ちゃんによる乳頭刺激があるので母乳分泌量が減らず，比較的長く母乳栄養をつづけることができます．しかし哺乳びんの乳首を嫌がって「ミルク嫌い」になる乳児もいます.

○母乳分泌が悪い場合は，1回の哺乳量を確保できるまで母乳を与えることを控え，その間は育児用ミルクを与える方法.

乳頭刺激が少なくなる分，母乳分泌量がさらに減少してしまい，人工栄養に切り替える場合が多いようです.

○母親が就労している場合は，母乳を与えられるときには母乳を与え，それ以外は育児用ミルクを与える方法.

冷凍母乳の利用が可能な状況であれば，できるだけ母乳栄養をつづけることが望まれます（p.46参照）.

C 離乳期の食生活と栄養

1 離乳期の食生活と栄養の特徴

　離乳期は，生まれてから母乳や育児用ミルクのような液状のものだけを「吸う」ことで栄養をとって成長してきた乳児が，形のある食べ物を「食べる」という機能や，食事の基本を学習する大切な時期です．乳児は成長に伴い，形のある食べ物を歯ぐきで嚙みつぶして，飲み込むことを学習しながら，その機能を発達させていきます．その期間に与える食事を**離乳食**といいます．離乳とは，母乳をやめることではなく，母乳や育児用ミルクに，栄養を補う離乳用の食べ物を付け加えていくことです．栄養が乳汁から次第に離乳食に置き換えられていき，その大部分が食事からとれるようになることを目的としています．また食事をとおして，心の発達とともに生活リズムを身につけ，食生活の基礎をつくる出発点としても大切な時期です．

　離乳期の乳児の食行動は，半年あまりで「吸う」ことから，形のある食事を，見て，触って，味わって，楽しんで「食べる」ことへと劇的な変化をしていきます．離乳期はよい食生活習慣をつくるスタートの時期でもあります．一緒に食事をするおとなの食生活のスタイルや，食事の環境，雰囲気，食べさせ方などが子どもの食習慣に影響を与えます．またこの時期の子どもは個人差が大きいので，離乳が順調に進まない場合があっても，焦らず愛情をもって，子どもの摂食機能の発達に合わせて食事を進めていきましょう．自分で喜んで食べる，食事の自立ができるように適切な介助も必要です．

2 離乳食の役割

●栄養の補給

　乳児期の成長発達はめざましく，生後5〜6か月ころになると，水分の多い母乳や育児用ミルクだけでは発育に必要な栄養をみたすことができなくなります．胎生期に体内に蓄えられていた鉄やカルシウムが乏しくなり，そのほかのミネラルやビタミンなども不足してきます．バランスがとれないままの栄養状態をつづけていると，病気に対する抵抗力が弱まり，健全な発育に悪影響を及ぼします．そこで母乳や育児用ミルク以外に食物を加えて栄養を補う必要があります．

●摂食機能の発達

　乳児は4〜5か月ころになると，母乳や育児用ミルク以外の食べ物に関心を示すようになります．離乳期は，なめらかにすりつぶした食べ物

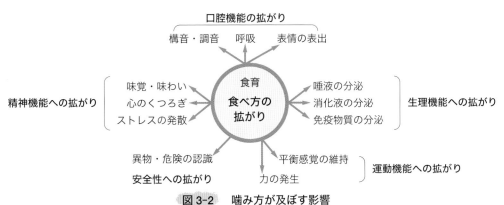

図 3-2　噛み方が及ぼす影響
(歯科保健と食育の在り方に関する検討会報告書，厚生労働省，平成 21 年 7 月)

を，唇を閉じて飲み込むことから始めて，形があってやわらかい食べ物を舌でつぶし，次に歯ぐきでつぶして飲み込むという動作を学習しながら，舌やあごの筋肉の発達を促して，咀嚼の基礎を習得する大切な時期です．母乳を吸う動作は，舌の運動が主体になりますが，形のある食べ物を食べる動作は舌だけでなく，口唇，あご，歯などの器官の協調が必要になります．乳児の咀嚼能力の発達に応じて，食物をうらごしする → つぶす →みじん切りにする，というように離乳食の調理形態を変化させていくことが，**摂食機能**の発達を促すうえで大切です．噛む能力が十分でないうちに，かたい食べ物を与えると，噛みつぶすことができないので，丸飲みするようになり，噛まない食習慣をもつ子どもをつくり出してしまいます．乳児にとって，離乳食の調理形態の変化は，しっかり噛んで食べるという，咀嚼能力を身につける基礎づくりとなります．

●消化機能の発達，生歯の促進

生後 4，5 か月になると，唾液，そのほかの消化液の分泌量が増え，消化機能が発達してきます．摂食機能の発達に伴って，噛む動作が行われ，食物と唾液が混ざり合うことで味覚が発達し，消化酵素がさらに分泌されます．また，噛むことは，8~9 か月ころから始まる生歯を促します．

●精神発達の助長

離乳食を食べることによって咀嚼を行ったり，味覚，視覚，嗅覚，触覚などを刺激することが脳の発達を促し，精神発達を助長するといわれています．離乳食は母乳を吸うのとは違って，乳児が自分で料理の色や盛りつけを見て，触って，味わうのですから，楽しい雰囲気や心地よい匂いや味の感動は精神発達によい影響を与えます．

また運動機能の発達により**手づかみ食べ**から，スプーンや茶碗を持って食べようとする経験も精神発達を助けます．離乳食を与えるときは，楽しい雰囲気で，おいしく食べさせましょう．

●食事の習慣形成

　離乳食は，食事の時刻や1日の回数を決め，決まった場所で食べさせます．この繰り返しが，よい食習慣をつけていくうえで望ましいのです．味覚が発達してくるこの時期には，できるだけ多くの食品の味に慣れさせ，味つけは，薄味になじませておきましょう．小さいうちから塩味や甘味の強いもの，脂肪の多いものを与えていると，すぐにその味に慣れ，さらに濃い味つけを求めるようになり，生活習慣病につながっていく可能性があります．離乳期に食材の味を生かす，日本の伝統的な「出汁のうまみと香り」を覚えさせておくと，その後の豊かな味覚を形成することができます．小さいころの味の好みは簡単には変わらないので，脂肪の多い欧米化した料理の味を覚える前に，日本の伝統的な味に慣れ親しむ食習慣をつくってあげることが大切です．それには子どもと一緒に食べる家族の食事が大事になります．バランスのとれたおとなの食事から展開した離乳食を与えることにより，よい食習慣が身につき，生活習慣病の予防にもつながります．

3

離乳の計画と
進め方

　離乳と離乳食の進め方は「**授乳・離乳の支援ガイド**」（2019年改訂版）を参考に進めていきます．離乳の開始時期は生後5，6か月ころを目安に開始しますが，遅れた場合でも生後7か月をすぎないように注意しましょう．離乳期を初期（5，6か月ころ），中期（7，8か月ころ），後期（9〜11か月ころ），完了期（12〜18か月ころ）に分け，離乳が完了することを目標に計画的に進めていきます．

●離乳を順調に進めるために

　離乳を開始する1か月ほど前から次のような準備が必要です．
　○授乳の時刻を規則的にしておく．
　　離乳開始前に，授乳が約4時間おきになるようにし，生活リズムを整えておきます．離乳食は，始めたら中断することなくつづけることが大切ですから，与える時刻，場所，人を決めておくとよいでしょう．
　○健康状態を整えておく．
　　離乳は消化器官に負担がかかるので，健康状態のよいときに開始しましょう．発育が思わしくない，下痢しやすいなど，気になるこ

とは，離乳を始めるまでにかかりつけの医師に健康状態を診てもらっておくとよいでしょう．また乳児の日ごろの便の状態をチェックしておきましょう．

● 離乳の原則を守って行う

○離乳を開始したら，休まずにつづけます．

○新しい食品は1日1種類ずつ1さじからはじめて，様子をみながら分量と回数を次第に増やしていきます．

○離乳食は細菌に対する抵抗力の弱い乳児に与えるので，衛生的に調理し，消化しやすく，食べやすい調理形態にすることが重要です．

○食べられる食品が増えるに従い，食事は栄養バランスを考え，離乳完了のころには，おもな栄養源が母乳または育児用ミルク以外の食物からとれるようにしていきましょう．

ある程度の離乳計画は必要ですが，離乳は計画どおりにいかないこともあります．「授乳・離乳の支援ガイド」は1つの基準を示したものですから，多少基準どおりに進まなくても，一人ひとりの乳児に合わせた離乳食の内容や量，進め方を工夫し，ゆったりした気持ちで行うことが大切です．離乳期は食欲を育み，規則的な食事のリズムで生活リズムを整え，食べる楽しさを体験していくことを目標とします．

4

**離乳食の
与え方**

乳児は心身ともに毎日成長発達しているので，離乳食も発達に応じて調理形態を調整しながら進めていくことが大切です．

「授乳・離乳の支援ガイド」には，離乳食の食品の種類や調理形態，与え方などがわかりやすく示してあります．経験に頼るだけでなく，離乳の過程をふまえて全体を理解し，幼児食に無理なく移行できるようにしましょう．

本に書いてあるとおりに離乳食をつくったのに，うまく食べてくれないというお母さんの訴えが少なくありません．離乳食は乳児が生まれてはじめて経験する食べ物ですから，上手に食べられないことがあっても

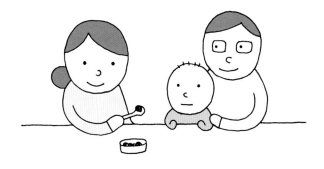

当然です．あるいは食べさせるほうに問題があって食べないのかもしれません．子どもの表情や食べ方などから原因をみつけて対処し，食事の与え方にも思いやりと工夫をしてみましょう．食事に集中させ，ほかのことに注意を向けないよう楽しい食卓の雰囲気を演出することも大切です．また食事の前後や食事中に手や口のまわりが汚れたときは，タオルで拭くなど，清潔にすることを覚えさせましょう．

次に**離乳食の進め方の目安**（p.63）について，具体的な与え方と注意点について述べます．

●離乳初期（5〜6 か月ころ）

離乳食に慣れることを第一に考えます．開始時には離乳食を飲み込まず，舌で出してしまうことがありますが，まだ食べることに慣れていない場合が多く，嫌いで吐き出すのではありません．無理強いにならないように，やさしく声掛けしながらスプーンで少量の離乳食を舌先の上にのせるように与えて，根気よく練習すると，次第に上手に飲み込めるようになります．スプーンを口に運ぶときは，乳児の頭がそりかえらないようにして，乳児の口の高さに合わせて食べ物を口に入れてあげましょう．その際，授乳のときと同じように，乳児と目を合わせ，ゆったりとした気持ちで食べさせてあげてください．また，ときにはよくすりつぶしたつもりでも粒々が混じっていたために驚いて嫌がったり，眠いと離乳食を食べないことがあります．日ごろから乳児の様子を注意して観察しておくと原因を見つけることができるでしょう．

●離乳中期（7〜8 か月ころ）

1日2回食になり，離乳食にも慣れてくると調理形態の変化を楽しむようになってきます．しかし食べ方がおそく，食事の摂取量が少ない場合もあります．乳児にも気分や食欲にむらがありますから，無理をせず，様子をみて離乳食は早めに切り上げて，母乳や育児用ミルクを与えて食事を終わらせるなど，柔軟に対応しましょう．

このころから生歯をうながすため，ビスケットなどを与えて，噛む練習をさせるとよいでしょう．また使える食品の数も増えてくるので，いろいろな食品を味わうことで，偏食の予防を心がけます．

●離乳後期（9〜11 か月ころ）

1日3回食になり，家族と一緒の時間に食べられるようになります．食事に興味をもち，お母さんのスプーンを持ちたがるようになります．お皿に手を突っ込んで食べようとしたり，器の中の食べ物を手づかみに

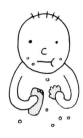

して食卓を汚すなど，おとなしく食べてくれなくなったというお母さんの訴えも少なくありません．まだ一人では食べられません．また手間ばかりかかるので，おとながスプーンを取り上げて食べさせてしまうこともあります．しかしこれは乳児自身が自発的に食べることを学んでいる姿ですから，しばらくはおおらかな気持ちで見守ってあげましょう．

●離乳の完了（12〜18か月ころ）

運動機能が発達し，自分で食べたがるようになります．食べさせてもらったものを口から出して，それを自分の手で入れ直して食べたり，スプーンを使いたがったり，カップで飲みたがったりします．乳児が自分で食べたいという気持ちを大切に考えて，食べ物を手で持てるような，おにぎりやスティック状のゆで野菜などにして盛りつけ，**手づかみ食べ**の楽しさを体験させましょう．まだおとなの介助が必要ですが，少しずつ自分で食べさせ，合間におとなが食べさせるようにすると，次第に自分で食べる量が多くなっていきます．牛乳や汁物をカップで飲みたがるときも同様に，おとながカップを支えて飲む練習をさせます．この時期はこぼすこともあるので，こぼす分を多めに用意し，汚してもよいようにエプロンをつける，ビニールシートを敷くなどの準備をしておきます．ときには途中で遊び出すようなこともありますが，残りはおとながさっさと食べさせ，食事時間はなるべく20〜30分で終わらせるようにします．乳児の意欲を損なわないように注意深く見守りながら，適切な介助を積み重ねていくうちに，次第に上手に食べられるようになります．やがて自分で食べられる量が多くなり，自立へと向かっていきます．

カップで上手に飲めるようになるのに従い，哺乳びんを使わなくなります．哺乳びんで育児用ミルクや果汁，イオン飲料（スポーツドリンクなど）を飲ませていると，歯の間や表面に糖分が付着する時間が長くなるので，いわゆる「哺乳びんむし歯」が起こりやすく，注意が必要です．また哺乳びんでミルクや果汁を飲みながら乳児が眠ってしまうこともあります．そのままでは睡眠中に唾液の分泌が少なくなるので，むし歯になりやすくなります．むし歯予防のためには，哺乳びんでミルクや果汁を飲んだあとに，別の哺乳びんに用意した湯冷ましを口に含ませ，口腔内を洗います．歯みがきがむずかしい0〜1歳児ころには，食後に薄めのお茶や湯冷ましなどを与えるとよいでしょう．最近の保護者のなかには，体によいのではないかとイオン飲料を水やお茶の代わりに与えている場合が見受けられます．とくに市販のものは糖分や酸性度が高いものが多く，哺乳びんでダラダラと与えていると，前歯を中心に歯全体にむし歯が広がりやすく，注意が必要です．

表 3-5　授乳・離乳の支援ガイド

●離乳の支援に関する基本的考え方

　離乳とは，成長に伴い，母乳又は育児用ミルク等の乳汁だけでは不足してくるエネルギーや栄養素を補完するために，乳汁から幼児食に移行する過程[*1]をいい，その時に与えられる食事を離乳食[*2]という．

　この間に子どもの摂食機能は，乳汁を吸うことから，食物をかみつぶして飲み込むことへと発達する．摂取する食品の量や種類が徐々に増え，献立や調理の形態も変化していく．また摂食行動は次第に自立へと向かっていく．

　離乳については，子どもの食欲，摂食行動，成長・発達パターン等，子どもにはそれぞれ個性があるので，画一的な進め方にならないよう留意しなければならない．また，地域の食文化，家庭の食習慣等を考慮した無理のない離乳の進め方，離乳食の内容や量を，それぞれの子どもの状況にあわせて進めていくことが重要である．

　一方，多くの親にとっては，初めて離乳食を準備し，与え，子どもの反応をみながら進めることを体験する．子どもの個性によって一人ひとり，離乳食の進め方への反応も異なることから，離乳を進める過程で数々の不安や課題を抱えることも予想される．授乳期に続き，離乳期も母子・親子関係の関係づくりの上で重要な時期にある．そうした不安やトラブルに対し，適切な支援があれば，安心して離乳が実践でき，育児で大きな部分を占める食事を通しての子どもとの関わりにも自信がもてるようになってくる．

　離乳の支援にあたっては，子どもの健康を維持し，成長・発達を促すよう支援するとともに，授乳の支援と同様，健やかな母子，親子関係の形成を促し，育児に自信がもてるような支援を基本とする．特に，子どもの成長や発達状況，日々の子どもの様子をみながら進めること，無理させないことに配慮する．また，離乳期は食事や生活リズムが形づくられる時期でもあることから，生涯を通じた望ましい生活習慣の形成や生活習慣病予防の観点も踏まえて支援することが大切である（p.64〈参考1〉参照）．この時期から生活リズムを意識し，健康的な食習慣の基礎を培い，家族等と食卓を囲み，共に食事をとりながら食べる楽しさの体験を増やしていくことで，一人ひとりの子どもの「食べる力」を育むための支援が推進されることを基本とする．なお，離乳期は，両親や家族の食生活を見直す期間でもあるため，現状の食生活を踏まえて，適切な情報提供を行うことが必要である．

[*1] 離乳の完了は，母乳または育児用ミルクを飲んでいない状態を意味するものではない．
[*2] WHOでは「Complementary Feeding」といい，いわゆる「補完食」と訳されることがある．

●離乳の支援の方法
　離乳の開始

　離乳の開始とは，なめらかにすりつぶした状態の食物を初めて与えた時をいう．開始時期の子どもの発達状況の目安としては，首のすわりがしっかりして寝返りができ，5秒以上座れる，スプーンなどを口に入れても舌で押し出すことが少なくなる（哺乳反射[*3]の減弱），食べ物に興味を示すなどがあげられる．その時期は生後5〜6か月頃が適当である．ただし，子どもの発育及び発達には個人差があるので，月齢はあくまでも目安であり，子どもの様子をよく観察しながら，親が子どもの「食べたがっているサイン」に気がつくように進められる支援が重要である．

　なお，離乳の開始前の子どもにとって，最適な栄養源は乳汁（母乳又は育児用ミルク）であり，離乳の開始前に果汁やイオン飲料[*4]を与えることの栄養学的な意義は認められていない．また，はちみつは，乳児ボツリヌス症を引き起こすリスクがあるため，1歳を過ぎるまでは与えない．

[*3] 哺乳反射は，原始反射であり，探索反射，口唇反射，吸啜反射等がある．生まれた時から備えもつ乳首を取りこむための不随意運動で，大脳の発達とともに減少し，生後5〜7か月頃に消失する．
[*4] イオン飲料の多量摂取による乳幼児のビタミンB_1欠乏が報告されている．授乳期及び離乳期を通して基本的に摂取の必要はなく，必要な場合は，医師の指示に従うことが大切である．

●食品の種類と組み合わせ
　初　期

　離乳の開始は，アレルギーの心配のないおかゆ（米）から始める．新しい食品を始めるときには離乳食用のスプーンで1さじずつ与え，子どもの様子をみながら量を増やしていく．慣れてきたらじゃがいもやにんじんなどの野菜，果物，さらに慣れたら豆腐や白身魚，固ゆで卵黄[*5]など種類を増やしていく．

　なお，はちみつは，乳児ボツリヌス症予防のために満1歳までは使わない．

　中　期

　離乳が進むにつれ，魚は白身魚から赤身魚，青皮魚へ，卵は卵黄固ゆでから全卵へと進めていく．食べやすく調理した脂肪の少ない肉類，豆類，各種野菜，海藻と種類を増やしていく．脂肪の多い肉類は少し遅らせる．野菜は緑黄色野菜も用いる．ヨーグルト，塩分や脂肪の少ないチーズも用いてよい．牛乳を飲用として与える場合は，鉄欠乏性貧血の予防の観点から，1歳を過ぎてからが望ましい．

　鉄が不足しやすいので，調理用に使用する牛乳のかわりに育児用ミルクを使用したり，ベビーフードのレバーペーストを利用するなど工夫する．

　後　期

　赤身の魚や肉，レバーを取り入れ，鉄が不足しないように気をつける．フォローアップミルクは母乳代替食品ではなく，離乳食が順調に進んでいる場合は，摂取する必要はない．離乳が順調に進まず鉄欠乏のリスクが高い場合や，適当な体重増加がみられない場合には，医師に相談したうえで，必要に応じてフォロー

（付表）離乳食の進め方の目安

離乳の開始 ────────────────────────→ 離乳の完了

あくまでも目安であり，子どもの食欲や成長・発達の状況に応じて調整する

	離乳初期 生後5～6か月ころ	離乳中期 7～8か月ころ	離乳後期 9～11か月ころ	離乳完了期 12～18か月ころ
〈食べ方の目安〉	・子どもの様子をみながら，1日1回1さじずつ始める． ・母乳やミルクは飲みたいだけ与える．	・1日2回食で，食事のリズムをつけていく． ・いろいろな味や舌ざわりを楽しめるように食品の種類を増やしていく．	・食事のリズムを大切に，1日3回食に進めていく． ・共食を通じて食の楽しい経験を積み重ねる．	・1日3回の食事のリズムを大切に，生活リズムを整える． ・手づかみ食べにより，自分で食べる楽しみを増やす．
〈離乳の進行〉	離乳食を飲み込むこと，その舌ざわりや味に慣れることが主目的である．離乳食は1日1回与える．母乳または育児用ミルクは，授乳のリズムに沿って子どもの欲するままに与える．	母乳または育児用ミルクは離乳食の後に与え，このほかに授乳のリズムに沿って母乳は子どもの欲するままに，ミルクは1日に3回程度与える．	離乳食は1日3回にし，食欲に応じて，離乳食の量を増やす．離乳食の後に母乳または育児用ミルクを与える．このほかに，授乳のリズムに沿って母乳は子どもの欲するままに，育児用ミルクは1日2回程度与える．なお，母乳育児の場合，鉄やビタミンDの不足に十分配慮する．	食事は1日3回となり，その他に1日1～2回の補食を必要に応じて与える．母乳または育児用ミルクは，子どもの離乳の進行および完了の状況に応じて与える．なお，離乳の完了は，母乳または育児用ミルクを飲んでいない状態を意味するものではない．

〈食事の目安〉 調理形態	なめらかにすりつぶした状態	舌でつぶせる固さ	歯ぐきでつぶせる固さ	歯ぐきでかめる固さ
1回あたりの目安量 Ⅰ 穀類（g）	つぶしがゆ ↓ すりつぶした野菜 ↓ つぶした豆腐・白身魚・卵黄など	全がゆ 50～80	全がゆ90 ～軟飯80	軟飯80 ～ご飯80
Ⅱ 野菜・果物（g）		20～30	30～40	40～50
魚（g）		10～15	15	15～20
Ⅲ または肉（g）		10～15	15	15～20
または豆腐（g）		30～40	45	50～55
または卵（個）		卵黄1～全卵1/3	全卵1/2	全卵1/2～2/3
または乳製品（g）		50～70	80	100

〈歯の萌出の目安〉		乳歯が生え始める		1歳前後で前歯が8本生えそろう 離乳完了期の後半ころに奥歯（第一乳臼歯）が生え始める
〈摂食機能の目安〉	口を閉じて取り込みや飲み込みができるようになる	舌と上あごでつぶしていくことができるようになる	歯ぐきでつぶすことができるようになる	歯を使うようになる

〈成長の目安〉 成長曲線のグラフ*に体重や身長を記入して，成長曲線のカーブに沿っているかどうか確認する．からだの大きさや発育には個人差があり，一人一人特有のパタンを描きながら大きくなっていく．身長や体重を記入して，その変化をみることによって，成長の経過を確認することができる．体重増加がみられず成長曲線からはずれていく場合や，成長曲線から大きくはずれるような急速な体重増加がみられる場合は，医師に相談して，その後の変化を観察しながら適切に対応する．

※衛生面に十分に配慮して食べやすく調理したものを与える
*p.165 付図1を参照.

（「授乳・離乳の支援ガイド」離乳食の進め方の目安を一部改変）

表 3-5　授乳・離乳の支援ガイド（つづき）

アップミルクを活用することなどを検討する．その場合は 9 か月以降の使用とする．

完了期

　完了とは形のある食物をかみつぶすことができるようになり，エネルギーや栄養素の大部分が母乳または育児用ミルク以外の食物から摂取できるようになった状態をいう．その時期は生後 12 か月から 18 か月ころである．

*5 卵の摂取開始時期の目安を最近の知見（PETIT 研究）を反映して生後 5〜6 か月とした．（Natsume O, Kabashima S, Nakazato J, et al：Lancet 389：276-286, 2017）

●調理形態・調理方法

　離乳の進行に応じて，食べやすく調理したものを与える．子どもは細菌への抵抗力が弱いので，調理を行う際には衛生面に十分に配慮する．

　食品は，子どもが口の中で押しつぶせるように十分な固さになるよう加熱調理をする．初めは「つぶしがゆ」とし，慣れてきたら粗つぶし，つぶさないままへと進め，軟飯へと移行する．野菜類やたんぱく質性食品などは，始めはなめらかに調理し，次第に粗くしていく．離乳中期頃になると，つぶした食べ物をひとまとめにする動きを覚え始めるので，飲み込み易いようにとろみをつける工夫も必要になる．

　調味について，離乳の開始時期は，調味料は必要ない．離乳の進行に応じて，食塩，砂糖など調味料を使用する場合は，それぞれの食品のもつ味を生かしながら，薄味でおいしく調理する．油脂類も少量の使用とする．

　離乳食の作り方の提案に当たっては，その家庭の状況や調理する者の調理技術等に応じて，手軽に美味しく安価でできる具体的な提案が必要である．

●食物アレルギーの予防について

食物アレルギーとは

　食物アレルギーとは，特定の食物を摂取した後にアレルギー反応を介して皮膚・呼吸器・消化器あるいは全身性に生じる症状のことをいう．有病者は乳児期が最も多く，加齢とともに漸減する．食物アレルギーの発症リスクに影響する因子として，遺伝的素因，皮膚バリア機能の低下，秋冬生まれ，特定の食物の摂取開始時期の遅れが指摘されている．乳児から幼児早期の主要原因食物は，鶏卵，牛乳，小麦の割合が高く，そのほとんどが小学校入学前までに治ることが多い．

　食物アレルギーによるアナフィラキシーが起こった場合，アレルギー反応により，じん麻疹などの皮膚症状，腹痛や嘔吐などの消化器症状，ゼーゼー，息苦しさなどの呼吸器症状が，複数同時にかつ急激に出現する．特にアナフィラキシーショックが起こった場合，血圧が低下し意識レベルの低下等がみられ，生命にかかわることがある．

食物アレルギーへの対応

　食物アレルギーの発症を心配して，離乳の開始や特定の食物の摂取開始を遅らせても，食物アレルギーの予防効果があるという科学的根拠はないことから，生後 5〜6 か月頃から離乳を始めるように情報提供を行う．離乳を進めるに当たり，食物アレルギーが疑われる症状がみられた場合，自己判断で対応せずに，必ず医師の診断に基づいて進めることが必要である．なお，食物アレルギーの診断がされている子どもについては，必要な栄養素等を過不足なく摂取できるよう，具体的な離乳食の提案が必要である．

　子どもに湿疹がある場合や既に食物アレルギーの診断がされている場合，または離乳開始後に発症した場合は，基本的には原因食物以外の摂取を遅らせる必要はないが，自己判断で対応することで状態が悪化する可能性も想定されるため，必ず医師の指示に基づいて行うよう情報提供を行うこと．

〈参考 1〉乳児期の栄養と肥満，生活習慣病とのかかわりについて

　胎児期や乳幼児期の栄養が，年を経て，成人になってからの肥満，2 型糖尿病，高血圧や循環器疾患等と関連があることが最近多く報告されている．また，乳幼児期に培われた味覚や食事の嗜好はその後の食習慣にも影響を与える．したがって，この時期の食生活・栄養の問題は，生涯を通じた健康，特に肥満等の生活習慣病の予防という長期的な視点からも考える必要がある．

　出生時体重や乳児期の栄養法，体重増加量と，その後の肥満や生活習慣病リスクとの関わりについては，長期間の疫学的観察研究や動物実験などによりエビデンスが蓄積されてきているが，わが国におけるデータは限られている．

　海外における研究データからは，乳児期における過体重（例：85 パーセンタイル以上）はその後の肥満につながりやすいこと，完全母乳栄養は成人期の肥満のリスクを下げること，乳児期早期の急速な体重増加が成人期の肥満につながりやすいこと等が示唆されている．ただし，これらの関連性は必ずしも大きくなく，個々人にとって過度の心配をするレベルのものではない．

　このようなことから，特に成長曲線から大きくはずれるような急速な体重増加については，医師に相談するなど，その後の変化を観察していく必要がある．

〈参考1〉乳児期の栄養と肥満，生活習慣病とのかかわりについて（つづき）

<バランスのよい食事のすすめ>
~生活習慣病予防のために，野菜・果物，魚をよく食べ，薄味に配慮した食習慣を~

　日本における多目的コホート研究（厚生労働科学研究班により1990年に開始，現在も追跡調査実施中）では，
・野菜・果物の摂取によって，胃がんのリスクが低下する
・魚をよく食べると，虚血性心疾患のリスクが低下する
・食塩の摂取量が多い，塩蔵食品をよく食べると，胃がんのリスクが増加する
などの結果が得られている．
　生活習慣病予防のためには，ごはんなどの「主食」を基本に，たっぷり野菜の「副菜」と毎日の果物，魚の「主菜」を組み合わせた，食塩控えめのバランスのよい食事を，食習慣として身につけていく必要があり，離乳食の時期からそうした食品を上手に取り入れ，味や食べ方などに慣れ親しむ工夫が必要である．

〈参考2〉摂食機能の発達の目安

　哺乳反射による動きが少なくなってきたら，離乳を開始することができる．「摂食機能の発達の目安」では，各段階で獲得したい機能と，食形態の目安を示した．

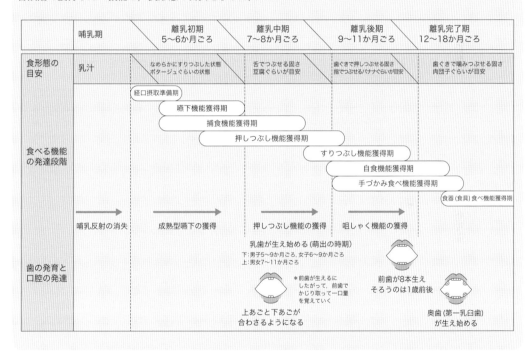

〔母子衛生研究会：授乳・離乳の支援ガイド（2019年改定版）実践の手引き，2020〕

〈参考3〉手づかみ食べについて

手づかみ食べの重要性
　「手づかみ食べ」は，食べ物を目で確かめて，手指でつかんで，口まで運び口に入れるという目と手と口の協調運動であり，摂食機能の発達の上で重要な役割を担う．
- 目で，食べ物の位置や，食べ物の大きさ・形などを確かめる．
- 手でつかむことによって，食べ物の固さや温度などを確かめるとともに，どの程度の力で握れば適当であるかという感覚の体験を積み重ねる．

- 口まで運ぶ段階では，指しゃぶりやおもちゃをなめたりして，口と手を協調させてきた経験が生かされる．

　摂食機能の発達過程では，手づかみ食べが上達し，目と手と口の協働ができていることによって，食器・食具が上手に使えるようになっていく．
　また，この時期は「自分でやりたい」という欲求が出てくるので，「自分で食べる」機能の発達を促す観点からも「手づかみ食べ」が重要である．

〈参考3〉手づかみ食べについて（つづき）

手づかみ食べの支援のポイント
◆手づかみ食べのできる食事に
・ご飯をおにぎりに，野菜類の切り方を大きめにするなどメニューに工夫を.
・前歯を使って自分なりの一口量をかみとる練習を.
・食べ物は子ども用のお皿に，汁物は少量入れたものを用意.
◆汚れてもいい環境を
・エプロンをつけたり，テーブルの下に新聞紙やビニールシートを敷くなど，後片づけがしやすいように準備して.
◆食べる意欲を尊重して
・食事は食べさせるものではなく，子ども自身が食べるものであることを認識して，子どもの食べるペースを大切に.
・自発的に食べる行動を起こさせるには，食事時間に空腹を感じていることが基本. たっぷり遊んで，規則的な食事リズムを.

（参考文献）1）向井美恵編著 乳幼児の摂食指導，医歯薬出版株式会社，2000

〈参考4〉ベビーフードを活用する際の留意点について

ベビーフードを利用するときの留意点
◆子どもの月齢や固さのあったものを選び，与える前には一口食べて確認を.
　子どもに与える前に一口食べてみて，味や固さを確認するとともに，温めて与える場合には熱すぎないように温度を確かめる. 子どもの食べ方をみて，固さ等が適切かを確認.
◆離乳食を手づくりする際の参考に.
　ベビーフードの食材の大きさ，固さ，とろみ，味付け等が，離乳食を手づくりする際の参考に.
◆用途にあわせて上手に選択を.
　そのまま主食やおかずとして与えられるもの，調理しにくい素材を下ごしらえしたもの，家庭で準備した食材を味つけするための調味ソースなど，用途にあわせて種類も多様. 外出や旅行のとき，時間のないとき，メニューを一品増やす，メニューに変化をつけるときなど，用途に応じて選択する. 不足しがちな鉄分の補給源として，レバーなどを取り入れた製品の利用も可能.
◆料理名や原材料が偏らないように.
　離乳が進み，2回食になったら，ごはんやめん類などの「主食」，野菜を使った「副菜」と果物，たんぱく質性食品の入った「主菜」が揃う食事内容にする. 料理名や原材料を確認して，穀類を主とした製品を使う場合には，野菜やたんぱく質性食品の入ったおかずや，果物を添えるなどの工夫を.
◆開封後の保存には注意して. 食べ残しや作りおきは与えない.
　乾燥品は，開封後の吸湿性が高いため使い切りタイプの小袋になっているものが多い. 瓶詰やレトルト製品は，開封後はすぐに与える. 与える前に別の器に移して冷凍または冷蔵で保存することもできる. 食品表示をよく読んで適切な使用を. 衛生面の観点から，食べ残しや作りおきは与えない.

ベビーフードの利点と課題
【利点】
① 単品で用いるほかに，手作りの離乳食と併用すると，食品数，調理形態も豊かになる.
② 月齢に合わせて粘度，固さ，粒の大きさなどが調整されているので，離乳食を手作りする場合の見本となる.
③ 製品の外箱等に離乳食メニューが提案されているものもあり，離乳食の取り合わせの参考になる.
【課題】
① 多種類の食材を使用した製品は，それぞれの味や固さが体験しにくい.
② ベビーフードだけで1食を揃えた場合，栄養素などのバランスが取りにくい場合がある.
③ 製品によっては子どもの咀しゃく機能に対して固すぎたり，軟らかすぎることがある.

ベビーフードの品質─薄味と固さへの配慮─
(1) ナトリウム含量は，乳児用の食品にあっては100g当たり200mg以下，幼児用の食品にあっては100g当たり300mg以下.
(2) 食べるときの物性は以下のいずれかの状態.
　① 均一の液状
　② どろどろ状または均一なペースト状
　③ 舌でつぶせる適度な固さ
　④ 歯ぐきでつぶせる適度な固さ
　⑤ 歯ぐきでかめる適度な固さ
（資料：日本ベビーフード協議会「ベビーフード自主規格（第IV版）」）

（「授乳・離乳の支援」より一部改変）

表 3-6　発育・発達過程にかかわるおもな特徴

| 授乳期/離乳期 ―――――――――――― 幼児期 ――――― (学童期) ――――― 思春期 ―――― |

心と身体の健康

著しい身体発育・感覚機能等の発達 ―――――――――――――→ 身長成長速度最大／生殖機能の発達
脳・神経系の急速な発達　　　　　　　　　　　　　　　　　　精神的な不安・動揺

　　　　　　　　　　　　　　　　　　　体力・運動能力の向上 ―――――――――→

　　　　味　覚　の　形　成
　　　咀　嚼　機　能　の　発　達
　　　　　　言　語　の　発　達

生理的要求の充足 ―――→ 生活リズムの形成 ―――――――――――→

　　　　　　　　　　望ましい生活習慣の形成, 確立 ―――――――――→

　　　　　　　　　　　　　健康観の形成, 確立 ―――――――――→

安心感・基本的信頼感の確立 ―→ できることを増やし, 達成感・満足感を味わう ―→ 自分への自信を高める

人とのかかわり

――――――――――〈関係性の拡大・深化〉――――――――――

　　　親子・兄弟姉妹・家族 ――――――――――――――――→

　　　　　　　仲　間　・　友　人　（親　友）――――――――→

　　　　　　　　　　　　　　　　　　　　　　　　社会 ―→

食のスキル

哺乳 ―――→ 固形食への移行

　　　　手づかみ食べ ―――→ スプーン・箸等の使用

　　　　食べ方の模倣 ――――――――――→

食べる欲求の表出 ――――――→ 自分で食べる量の調節 ―――→ 自分に見合った食事量の理解, 実践 ――→

　　　　　　　　食事・栄養バランスの理解, 実践 ――――――→

　　　　　　　　食材から, 調理, 食卓までのプロセスの理解 ――→

　　　　　　　　食事観の形成, 確立 ―――――――→

　　　　　　　　食に関する情報に対する対処 ―――→

　　　　　　　　食べ物の自己選択 ―――――――→

食の文化と環境

――――――〈食べ物の種類の拡大・料理の多様化〉――――――

　　　食べ方, 食具の使い方の形成 ―――→ 食事マナーの獲得

　　　食べ物の育ちへの関心 ―――――→ 食料生産・流通への理解 ――→

　　　居住地域内の生産物への関心 ――→ 他地域や外国の生産物への関心

　　　居住地域内の食文化への関心 ――→ 他地域や外国の食文化への関心

――――――〈場の拡大・関わり方の積極化〉――――――

家庭 ―――――――――――――――――――――――→

　　　保育所・幼稚園 ――――――――――→ 学校 ――――――→

　　　　　　　　　　　　　　塾など ――――――→

　　　　放課後児童クラブ, 児童館など ――――――→

　　　　コンビニエンス・ストア, ファストフード店など

地域 ――――――――――――――――――――――――→

　　　　　　　　テレビ, 雑誌, 広告など ――――――→

――――――〈食に関する情報の拡大・関わり方の積極化〉――――――

（厚生労働省「楽しく食べる子どもに～食からはじまる健やかガイド～」, 2004）

5

離乳期の食物と調理上の注意

① 離乳期の食物は「授乳・離乳の支援ガイド」の離乳食の進め方の目安を参考にします. 離乳期に用いる食品は, 鮮度がよく, 良質で栄養価が高く, 安全なものを用いるようにします.

② 離乳食を調理する場合は, 衛生に気をつけることが大切です. 清潔な衣服を身につけ, 手指をていねいに洗い, 調理台や器具は熱湯消毒するなど, 清潔にしてから始めます. 食物は十分に火をとおして, やわらかく調理します. すり鉢などですりつぶしたり, まな板の上で刻んだりした食物は, なべに戻して, 再加熱してから与えると安全です.

③ 味つけはごく薄味にします. 離乳のはじめのころは, 食品のもち味のままで食べるので調味の必要はありません. 離乳が進むにしたがって味をつけていきます. 離乳期の塩味は 0.2〜0.4%が望ましいとされています.

④ 調理器具は, 一般の調理器具を熱湯消毒して使います. ほかに計量スプーン (大 15 mL, 小 5 mL), 計量カップ (200 mL), おろし金, 乳鉢, 乳棒, 茶こし, まな板 (専用が望ましい), つぶし用スプーン, フォークなどがあるとよいでしょう. 熱湯消毒した乳鉢・乳棒を使用すると, 少量のものを簡単につぶしたり, 混ぜたり, スープでゆるめたりすることができます. また出来上がったものを別の器に移し替えないで, そのまま与えることができるので便利です. 簡単に熱湯消毒しにくいもの (裏ごし器など) は, なるべく使わないほうがよいでしょう.

⑤ 市販の**ベビーフード**を使用する場合は, 賞味期限を確認して, 月齢やかたさのあったものを選び, 与える前におとなが一口食べてみて味やかたさを確認します.

　ベビーフードは「ベビーフード指針」(厚生省生活衛生局 1996 (平成 8) 年) に基づいて製造され, 栄養的に配慮され, 衛生的に安全で塩分濃度や食品添加物も厳しく規制されています(p.66参考4).

　開封後の保存は, 乾燥製品は密封して涼しい場所に保存します. フリーズドライ製品はラップに包み, 冷蔵庫に保存します. びん詰, レトルト製品は熱湯消毒したスプーンで必要な分だけを, かき混ぜないようにして上のほうから取り分け, 残りは冷蔵庫か冷凍庫に保存します. 冷蔵保存の場合, 果物類は 3 日以内, それ以外は 2 日以内を目安に使い切り, 与えるときは, 加熱してから与えます.

　ベビーフードは, つくる手間が省け, 忙しいときや外出時には便利です. 手づくりするときの離乳の進め方の参考や, 非常用に常備したり, 手づくりの離乳食と組み合わせて変化をつけるなど, 上手

に使用するとよいでしょう.

⑥ 離乳用の食器は洗いやすい形で, 何回もの熱湯消毒に耐える材質のものを選びます. 汁がこぼれにくい, 深めで縁のないものが, 乳児が扱いやすく, 食べやすいでしょう.

⑦ 離乳食の調理後は, すぐにきちんと後片づけをして, 次にとりかかれる状態に整頓しておきます.

● 離乳食の献立とつくり方

離乳食の献立とつくり方を**表 3-7** に示します.

表 3-7　離乳食の献立とつくり方

初期（5〜6か月ころ）			中期（7〜8か月ころ）			
	献　立	材　料	献　立	材　料	分　量 (g)	
午前6時	乳　汁	母乳または育児用ミルク（＊1）	乳　汁	（＊1）	200 mL	
10時	つぶしがゆ にんじん 煮つぶし 乳　汁	10倍がゆ にんじん 砂　糖 （＊1）	かゆ あんかけ	7倍がゆ 豆　腐 にんじん だいこん ブロッコリー 植物油 出　汁 かたくり粉	45 20 10 10 10 0.5 30 mL 1	
12時	果　汁	オレンジ	乳　汁	（＊1）	100 mL	
午後2時	乳　汁	（＊1）	パンがゆ	食パン きな粉 育児用ミルク バター	20 2 40 mL 1	
			煮りんご	りんご 砂　糖	20 2	
			乳　汁	（＊1）	100 mL	
6時	乳　汁	（＊1）	乳　汁	（＊1）	200 mL	
10時	乳　汁	（＊1）	乳　汁	（＊1）	200 mL	

（＊1）: 母乳または育児用ミルク
　　母乳または育児用ミルクは子どもの欲するままに与える.

7倍がゆ: 慣れてきたら5倍がゆにすすめる.

つくり方	初期（5〜6 か月ころ）
つぶしがゆ	①かゆのつくり方を参照して 10 倍がゆをつくる． ②スプーンなどですりつぶして，粒がないくらいのなめらかな状態にする．すりつぶす際に粘り を出さないように気をつける．
にんじん 煮つぶし	①やわらかくゆでたにんじんを乳鉢を使ってかたまりのないようにつぶす． ②ペースト状のにんじんを鍋にもどし，砂糖，ゆで汁を加えてもう一度加熱する．
	中期（7〜8 か月ころ）
あんかけ	①にんじん，だいこん，ブロッコリー，豆腐はそれぞれ下ゆでしておく． ②野菜類は細かいみじん切り，ブロッコリーの花の部分は手で小さくさく． ③豆腐は 5 mm 角に切る． ④鍋に油をしき，②の野菜類を炒める．次に豆腐と出汁を加え，材料に火が通ったら水溶きかた くり粉でとろみをつける．
パンがゆ	①食パンは耳をとり，1 cm 角に切る． ②鍋に①と育児用ミルクを入れ火にかけ，弱火で粘りを出さないようにゆっくり煮る． ③パンがやわらかくなったら，仕上げにきな粉とバターを加える．
煮りんご	①りんごは皮と芯を取り除き，1 cm 角に切る． ②鍋にひたひたの水とりんご，砂糖を加え，やわらかくなるまでゆっくり煮る．

Memo

かゆと軟飯の表示について（容量表示）

	米	水
10 倍がゆ	1	10
7 倍がゆ	1	7
5 倍がゆ（全がゆ）	1	5
軟　飯	1	3
ご　飯	1	1.2

〈かゆのつくり方〉

　米を洗い，分量の水を入れ，30 分以上浸してから強火にかけます．沸騰した ら火を弱め，吹きこぼれそうになったら，ふたをずらして 1 時間くらい煮ます． 火を止めて 10 分蒸らします．

　ご飯からつくるときは，ご飯がかぶるくらいのたっぷりの水を加えて，やわら かくなるまで弱火でゆっくり煮ます．この際，ご飯のかたまりは無理にほぐさ ず，ご飯粒を傷つけないように煮ることが，おいしいかゆを炊くポイントです．

表3-7 つ づ き

後期（9〜11か月ころ）			
献 立	材 料	分 量 (g)	
午前6時	乳 汁	（＊1）	200 mL
10時	トースト	食パン	30
		バター	1.5
	野菜入り	卵	25
	オムレツ	ほうれんそう	8
		バター	1
	フルーツ	バナナ	20
	ヨーグルト	ヨーグルト	40
12時	うす切り りんご	りんご	20
	乳 汁	（＊1）	100 mL
午後2時	スープ	マカロニ	5
		じゃがいも	10
		にんじん	5
		キャベツ	20
		育児用ミルク	150 mL
		かたくり粉	3
	鮭の	鮭水煮缶	15
	マヨネーズ	たまねぎ	10
	焼き	マヨネーズ	5
6時	軟飯（＊2）	精白米	25
	具だくさん汁	鶏ひき肉	10
		じゃがいも	5
		はくさい	10
		だいこん	10
		だいこん葉	5
		出 汁	150 mL
	煮 豆	うずら豆	10
		黒砂糖	3
10時	乳 汁	（＊1）	200 mL

（＊2）：9か月ころは5倍がゆを与え，慣れてきたら，軟飯に
　　すすめる．

完了期（12〜18か月ころ）			
献 立	材 料	分 量 (g)	
朝 食	おにぎり	ご 飯	90
		の り	0.5
	みそ汁	切干大根	3
		み そ	3
		出 汁	100 mL
	煮 物	がんもどき	30
		にんじん	10
		黒砂糖	2
		しょうゆ	2
		出 汁	30 mL
10時	乳 汁	フォローアップ ミルク	100 mL
		衛生ボーロ	10
昼 食	パン グラタン	ロールパン	40
		た ら	15
		かぼちゃ	10
		ブロッコリー	20
		植物油	1
		小麦粉	3
		バター	2
		牛 乳	25
		粉チーズ	2
3時	乳 汁	フォローアップ ミルク	100 mL
	フルーツ ゼリー	みかん（缶）	20
		レーズン	2
		オレンジジュース	50 mL
		粉寒天	0.5
		砂 糖	3
		水	10 mL
夕 食	三色おにぎり	ご 飯	80
		卵	15
		砂 糖	0.5
		しらす干し	6
		の り	1
		白ごま	0.2
	トマト	トマト	30
	すまし汁	花 麩	0.5
		ね ぎ	5
		えのきたけ	5
		出 汁	80 mL

つくり方	**後期（9〜11か月ころ）**
トースト	①食パンをトーストし，バターをぬり，手に持てるようなスティック状に切り分ける．
スープ	①マカロニはやわらかくゆでて1cm長さに切る． ②じゃがいも，にんじんはやわらかくゆでて約5mm角に切る．キャベツは熱湯でゆで，粗みじん切りにする． ③育児用ミルクを野菜のゆで汁で溶かし，マカロニ，野菜類を加えて煮込む． ④水溶きかたくり粉でとろみをつける
鮭のマヨネーズ焼き	①たまねぎはゆでてみじん切りにしてマヨネーズと合わせておく． ②鮭の水煮を鉄板に並べ，上に①をのせて180℃のオーブン（またはオーブントースター）で焼く．※このとき，パン粉をふって焼いてもよい．
具だくさん汁	①鶏ひき肉とマッシュしたじゃがいもを合わせ，よくこねて小さい団子をつくる． ②野菜類はせん切りにする． ③出汁をあたため，①，②を加えてやわらかく煮る．
煮　豆	①うずら豆は一晩水につけて戻し，やわらかく煮ておく． ②鍋に豆と砂糖，ひたひたの水を加えて，味をしみ込ませながら煮る．
	完了期（12〜18か月ころ）
煮　物	①にんじんは1cm大の乱切りにする． ②鍋にがんもどき，にんじん，出汁を入れ，やわらかくなるまで煮て，調味する．
グラタン	①たらは酒を少々加えたひたひたの水で蒸し煮して，骨と皮を取り除き一口大に分ける． ②かぼちゃは皮をむき，下ゆでして1cm大に切る．ブロッコリーは小房に分け，熱湯でゆでる． ③①と②を油で炒める． ④ホワイトソースをつくり，③を和える．器に入れて上に粉チーズをふりかけ，200℃のオーブンで中心部が熱くなるまで焼く．
フルーツゼリー	①フルーツはそれぞれ食べやすい大きさに切る． ②鍋に水，オレンジジュース，砂糖，粉寒天を入れて火にかけ，沸騰させる． ③型に流し入れ，中にフルーツを加える． ④冷蔵庫で冷やし固める．
三色おにぎり	①ご飯を炊いておく． ②卵に砂糖を加えて，いり卵をつくる．しらす干しは湯通しする． ④ご飯を3等分して，いり卵を混ぜたおにぎり，しらす干しを混ぜたおにぎり，白ごまを混ぜたおにぎりをつくる．白ごまのおにぎりには小さくちぎったのりを貼りつける
トマト	①トマトは湯むきして種をとり，1cm角に切る．

Memo
離乳食の食事形態の変化

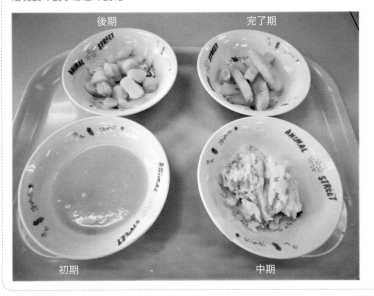

D 幼児期の食生活と栄養

幼児期の食生活と栄養の特徴

　食生活の基礎は離乳期にスタートし、小学校入学までの幼児期に築かれるといわれています。この時期の食習慣や嗜好が、その後の一生の健康を左右することになるといってもよいでしょう。幼児期は離乳期に比べて食べられる食品も増え、味つけの変化も楽しめるようになります。また運動量が増え、心身の成長発育が著しいため、質、量ともに十分な栄養が必要になります。成長に従い食事形態も成人とほぼ同じになるように進めていきます。しかし、まだ咀嚼機能や消化・吸収機能はおとなと同じではないので、適した食物の大きさやかたさ、量や味つけに配慮することが大切です。

　3歳ころには乳歯が生えそろい、おとなに近い咀嚼ができるようになるので、この時期に歯を十分に使って噛む習慣をつけ、薄味で食物の味を味わうことを教えてあげましょう。よく噛むことは脳への刺激になり、脳の発達に影響を与えるといわれています。また食べすぎの予防や、唾液の分泌を促して、むし歯予防にもなり、味覚も敏感になります。

　よく噛むための食材として、次のようなものがあります。

　○噛みごたえのあるもの（フランスパン、煮豆など…小さく切る）。

　○繊維が多く、噛まないと飲み込めないもの（切干大根、ごぼう、たけのこなど…小さく、またはうすく切り、やわらかく煮る）。

食べ物が口の中にあるあいだに牛乳や麦茶などを与えると，よく噛まずに水分で流し込んでしまうため，飲み物は食事の前か後に与えるようにします．また，1〜2歳ころは奥歯が生えていないため，固いものを与えてしまうと，噛みづらくて口から出してしまったり，口の中にためたり，丸のみの原因になります．咀嚼力が不十分なこの時期は，窒息にも注意が必要です．こんにゃくやもちなどの弾力があるかための食べ物，りんご，生のにんじんなどの水分がなくかたい食べ物，ミニトマトやぶどうなどそのまま飲み込める食べ物，薄切り肉，レタス，わかめなどの薄くてぺらぺらした食べ物は，奥歯が生えてくるまでは食べづらいので，細かく切るなど配慮が必要になります．

　おとなに近い咀嚼力と，飲み込んだり吐き出したりする力を上手に協調させることができるのは，6歳ころといわれています．そのため，豆やナッツ類など，かたくて噛み砕く必要のある食品は，5歳以下には食べさせないようにします．咽頭や気管に詰まると窒息しやすく，危険で，小さく砕いた場合でも，気管に入り込んでしまうと肺炎や気管支炎になるリスクがあります．

　幼児期は，鉄やカルシウムのとり方に注意が必要です．鉄は日本人の食生活で不足しがちな栄養素の1つです．鉄というとすぐにレバーを思いつきますが，赤身の肉や魚，卵，貝類，和食に多く用いられる大豆・大豆製品，緑黄色野菜などからも鉄をとることができます．また，母乳や育児用ミルクから摂取していたカルシウムは，卒乳すると不足しがちになるので，牛乳・乳製品や小魚などとともに，これらの食品を上手にとりたいものです．

　食事のしかたも体の発達に伴い，手づかみ食べから，2歳くらいまでにはスプーンやフォークを使って食事ができるようになります．一人でこぼさずに食事ができるようになるのは4歳くらいからです．5歳になると箸が正しく持てるようになります．知能も発達し，自立心が芽生える時期なので食事も自立して，友達と一緒に楽しめるようになります．マナーや食事のしかた，食具の持ち方などを身につけさせるとよいでしょう．まず食事を一緒にするおとなが正しい手本をみせ，子どもがそれをみて自然に覚えるようにします．年齢とともに食事に対する興味をもたせるようにして，食事の用意や後片づけをさせることも大切です．

　細菌感染に対する抵抗力はまだ十分ではありませんから，手洗いの習慣をつけるなど，衛生面に注意する必要があります．

　幼児期は自我の発達に伴い，偏食や遊び食べ，食べむら，食欲不振，小食など，食生活に特有の問題がでてきます．最近，栄養不足を心配する保護者が，幼児にビタミンやミネラルのサプリメントを与えるケース

が増えているという報告があります．幼児はおとなより摂取した成分の影響を受けやすいので，安易な使用はさけなければいけません．また，サプリメントの安全性は，幼児で確認されたものではありません．幼児期に大切なのはいろいろな料理や食品の味を知り，手伝いや会話をとおして楽しく食べる経験をすることです．そのことが自立心を養い，適正な食べ物の選択のしかたを身につけていくことになります．

2 幼児食の献立作成

　幼児向け食事バランスガイド（p.25 **図 2-11** 参照），1 日の食事の目安（**表 3-8**）を参考に食品を組み合わせて，主食，主菜，副菜，汁物の献立を作成します．幼児期から生活習慣病の予防を心がけ，なるべく和食を多く取り入れるようにしましょう．和食は一般的に油脂類の使用量が少なく，噛みごたえのあるものが多いのですが，塩分が多くなりがちという欠点もあるので，できるだけ薄味を心がけるようにします．幼児期からいろいろな食品を食べる機会をつくってあげましょう．子どもは活動量が多く，就寝時間も早いので，できれば朝食と昼食に重点をおいて，夕食は軽めにします．食べやすさを考えて小さめの形にしたり，食材の色どりや盛りつけにも気を配り，子どもの「食べたい」という気持ちを引き出してあげることが大切です（**表 3-9**）．

表 3-8　1 日の食事の目安

		1 〜 2 歳		3 〜 5 歳	
		1 日量 (g)	目安量	1 日量 (g)	目安量
主　食	ごはん	80	子ども用茶碗軽く 1 杯	120	大人女性用茶碗 1 杯弱
	パ　ン	45	8 枚切り食パン 1 枚	60	6 枚切り食パン 1 枚
	ゆでうどん	120	市販 1/2 玉強	180	市販約 1 玉
主　菜	魚・肉類	70	魚 1 切れ弱またはひき肉大さじ 5 杯	80	魚 1 切れまたは薄切り肉 2 枚
	卵	30	鶏卵小 1 個弱	30	鶏卵小 1 個弱
	大豆製品	30	豆腐 1/10 丁または納豆 2/3 パック	50	豆腐 1/6 丁または納豆 1 パック
副　菜	緑黄色野菜	80	ほうれんそう小 2 株，にんじん 3 切れ，ブロッコリー小 1 房	100	ほうれんそう小 3 株，にんじん 3 切れ，ブロッコリー小 1 房
	その他の野菜・果　実	200	キャベツ 1 枚，かぶ 1 個，りんご 1/2 個	230	キャベツ 1 枚，かぶ 1 個，きゅうり 1/4 本，りんご 1/2 個
	いも類	30	じゃがいも 1/3 個	50	じゃがいも 1/2 個
乳・乳製品	牛乳・乳製品	300 mL	牛乳 1.5 杯	200 mL	牛乳 1 杯
調味料・油脂	砂　糖	10	大さじ 1 杯	10	大さじ 1 杯
	植物油・バター	12	植物油として大さじ 1 杯弱	18	植物油として大さじ 1.5 杯

表 3-9　幼児食　献立例

献　立	材　料	1人分分量（g）	
		1〜2歳	3〜5歳
朝食 パン	食パン	45	60
	いちごジャム	15	20
卵炒め	トマト	20	30
	キャベツ	10	20
	しいたけ	10	10
	卵	40	50
	チーズ	10	20
	植物油	3	4
果　物	バナナ	50	70
間食 牛　乳	牛　乳	100 mL	—
昼食 さくらえびと じゃこの 炊き込み ピラフ	精白米	40	55
	植物油	2	2.5
	さくらえび （素干し）	2	2.5
	ちりめん じゃこ	2	2.5
	たまねぎ	10	15
	ねぎ	2	2
	塩	0.3	0.5
中華風 スープ	たけのこ	8	8
	えのきたけ	0.5	0.5
	ほうれんそう	4	4
	絹ごし豆腐	40	40
	鶏ひき肉	20	20
	コンソメ	0.5	0.5
	水	100 mL	100 mL

献　立	材　料	1人分分量（g）	
		1〜2歳	3〜5歳
昼食 （つづき） 三色和え	もやし	25	30
	ピーマン	10	15
	にんじん	5	10
	しょうゆ	1	2
	ごま油	2	4
果　物	りんご	—	40
間食 牛　乳	牛　乳	100 mL	150 mL
さつまいも 茶巾絞り	さつまいも	40	40
	バター	2	2
	砂糖	3	3
果　物	いちご	50	60
ごはん	ごはん	100	120
みそ汁	切干大根（戻し）	15	25
	油揚げ	2	3
	わかめ（戻し）	10	10
	みそ	4	5
	出汁	90 mL	100 mL
夕食 魚の ステーキ	魚（真タラ）	30	50
	小麦粉	0.5	0.8
	植物油	1	3
	しょうゆ	2	2
	じゃがいも	—	20
	ブロッコリー	30	40
ごま和え	こまつな	30	40
	すりごま	2	2
	砂糖	2	3
	しょうゆ	0.5	0.5

	エネルギー （kcal）	たんぱく質 （g）	脂　質 （g）	カルシウム （mg）	鉄 （mg）
1〜2歳児	1,066	37.6	30.6（26%）*	618	5.3
3〜5歳児	1,337	46.6	39.3（26%）*	717	6.7

＊（　）内数字：脂肪エネルギー比率

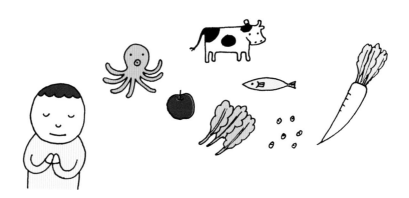

つくり方	朝　食
卵炒め	① トマト，キャベツは水で洗う．トマト，キャベツは 1 cm の角切り，しいたけは 1 cm の長さの薄切りにする． ② フライパンに油を入れ，①の野菜を炒め，火が通ったら，溶き卵とチーズを入れて，火が通るまで加熱する．

	昼　食
さくらえびとじゃこの炊き込みピラフ	① 米を研ぎ，水に 30 分以上浸し，油を加える． ② さくらえび，ちりめんじゃこ，たまねぎ，ねぎを粗みじんにきざむ． ③ ①に ②と塩を少々加え，炊く．
中華風スープ	① たけのこ，ほうれんそうは，2 cm のせん切りにする． ② えのきたけは，いしづきをとり，水洗いして，2 cm の長さに切る． ③ 豆腐は 1 cm 角に切る． ④ コンソメを入れて，①〜③，鶏ひき肉を加えて煮る．
三色和え	① もやしは根をとり 3 cm くらいに切る． ② ピーマン，にんじんは 3 cm くらいのせん切りにする． ③ ②を熱湯でゆで，少しやわらかくなったら ①を入れてゆで，水気を切る． ④ ごま油としょうゆを混ぜたもので，③を和える．

	間　食
さつまいも茶巾絞り	① さつまいもは洗って皮をむき，適当な大きさに切って水にさらし，水気を切る． ② 電子レンジまたは蒸し器で ①を蒸し，つぶしてバターと砂糖を加え混ぜる． ③ 布巾をぬらし固くしぼったもの，またはラップの中央に ②を少量のせ，丸くなるように絞る．

	夕　食
みそ汁	① 切干大根はさっと水で洗い，2 cm 長さに切って出汁に浸しておく． ② 油揚げは熱湯をかけて油抜きをしてから開き，2 cm 長さのせん切りにする． ③ 水で戻したわかめを細かく刻む． ④ ①に②，③を加え，煮てから，みそを加える．
魚のステーキ	① 魚は洗って水気をとり，小麦粉をまぶす． ② フライパンに油をしき，①を入れて両面を焼き，火が通ったらしょうゆをかける． ③ じゃがいも（1〜2 歳は不要）は皮をむき，小さめの乱切りにしてゆでる． ④ ブロッコリーは洗って小房に分け，ゆでる．
ごま和え	① こまつなはゆでて水気を切り，1 cm くらいの長さに切る． ② すりごま，砂糖，しょうゆを混ぜたものを，①に和える．

3 間 食

　幼児期の子どもは活動量が多く、成長するためには十分な栄養を必要としますが、消化能力はおとなほど十分ではありません。そのため1日に必要な栄養量を、3回の食事のほかに1〜2回の**間食**を加えてとることになります。

　幼児の間食は、おとなのティータイム的なリフレッシュをはかるものではなく、4回目または5回目の食事として位置づけられます。甘いお菓子を与えるのではなく、3回の食事でとりきれない栄養分や水分を補うことを目的とします。脂肪、塩分、糖分、食品添加物が多く含まれている市販の菓子を袋ごと与えて、好きなだけ食べさせるようなことはさけましょう。間食を与える時間を決め、1回に与える量は、子どもの運動量や食事量、食事の間隔などを考慮して、次の食事に影響のない程度にします。目安量としては、総エネルギー量の10〜15%とし、1日1〜2回に分けて与えます。水分補給には、多量の糖分や食品添加物、甘味料が含まれている清涼飲料水ではなく、牛乳や水、麦茶などが適しています。穀類、牛乳・乳製品、卵、大豆製品、野菜、果物などを中心に、できれば手づくりのものを与えたいものです。しかし市販のものでも、間食の目的に沿って上手に選べば、バラエティに富んだものになります。

　幼児期の栄養の問題点として、間食を与える時間や分量を決めずにダラダラと食べさせること、間食が甘いものに偏ってしまうことが指摘されています。肥満やむし歯予防の点からも、間食は4回目、5回目の食事という意識をもって与えましょう。また間食の前には手を洗って、きちんと座って食べさせ、食後はお水やお茶を与えるか、歯みがきをさせます。

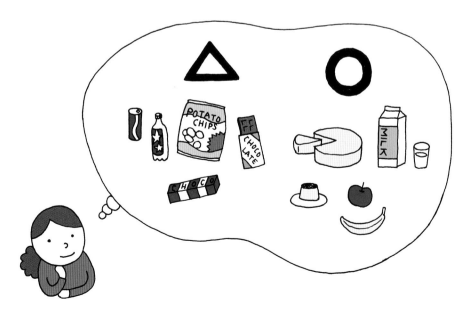

保育所では，5章で述べるように給食が実施されています．しかし幼稚園では園の教育方針によって**お弁当**を持って行くところもあります．園でのお弁当は，友だちと一緒に食べる楽しみや，保護者の愛情を感じるものです．普段子どもが嫌がって食べたがらない食品や料理も，お弁当でなら食べられたり，食器に盛りつけると相当な分量に見える食事でも，コンパクトに納まっているので，たくさん食べられるというメリットがあります．

お弁当は，次のような考え方でつくると，量的にも質的にも理想的なものになるでしょう．

○お弁当箱の大きさは，子どもが1回にとるべきエネルギー必要量(kcal)と同じ数値の容積のものを選びます．6歳児であれば1日のエネルギー必要量の約1/3程度の500 kcal分，つまり500 mLくらいのお弁当箱を用意します．お弁当箱の半分に主食を入れ，残りの1/3に主菜を，2/3に副菜を入れてあげてください（主食3：主菜1：副菜2）．このようにして入れると，必要なエネルギーや栄養をほぼみたすことができます．

○主菜は，良質のたんぱく質源となる肉や魚，卵料理とし，副菜は季節の野菜を中心に考えます．おかずの調理法は「揚げ物＋煮物＋和え物」や「焼き物＋炒め物＋漬物」というように考え，重複しないように，味つけもさまざまに変化をもたせます．加工食品の上手な利用もよいでしょう．

○お弁当は，つくってから食べるまでに時間をおくため，安全を考えて濃い味つけになりがちですが，幼児期にはなるべく薄味で素材のもち味をいかす工夫が大切です．新鮮な食材を用い，食中毒を起こさないように，しっかり火をとおして，よく冷ましておきます．煮物の汁気は切り，生野菜などは軽く塩をして絞ったものを用意します．前日につくったものはもう一度加熱します．

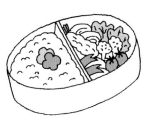

○お弁当は持ち歩くものですから，箱の深さも考えたうえで，中身が片寄ったり，混ざり合ったりしないように，仕切やアルミホイルで分け，すき間なく詰めましょう．赤，黄，緑，白，黒の5色の食品を取り合わせると色どりがよくなり，栄養のバランスもよくなります．

以上のポイントのほかに，使用するお弁当箱はきれいに洗って乾かしておく，食材はよく冷ましてから詰める，気温が高いときは保冷剤を使うなど，衛生に十分な注意が必要です．

幼稚園などで給食がない場合は，小学校給食への移行をスムーズにするため，年長クラスなどにおいては，小学校給食に向けての指導も取り入れていくとよいでしょう．

5

幼児期の食生活
の問題点

　平成27年度の乳幼児栄養調査（厚生労働省）では，保護者が子どもの食事で困っていることとして，食べるのに時間がかかる，偏食する，むら食い，遊び食べをする，食事よりも甘い飲み物やお菓子を欲しがる，小食などがあげられています．それぞれに対応方法がありますが，まずは生活リズムを整え，空腹感をもって，食事に向かわせることが大切です．

● 偏　　食

　幼児期になると，精神発達に伴って自己主張が出てきます．食生活では好き嫌いというかたちで表れてきます．ほとんどの食品は成長に伴って，あるいは食生活の慣れによって嗜好が変化し，食べられるようになる場合が多いものです．しかし単なる好き嫌いだけでなく長期間嫌いな食品を食べなかったり，好きな食品ばかりを食べるような偏りがつづくと，体の発達に影響することもあります．偏食は1歳半くらいから増え始め，保護者の困りごとの上位となっています（乳幼児栄養調査結果）．幼児は苦味が苦手なので，一般的に野菜を嫌う傾向がみられますが，おとなが食べさせる工夫をしないで，好きなものだけを食べさせていると，やがて生活習慣病の原因となることがあります．

　子どもが一度嫌がった食べ物は食卓に出さなかったり，自分や家族が嫌いなものはつくらないようになると，多種類の食品や料理を食べる機会を奪ってしまいます．食べたことのない食品や食べ慣れない食品を敬遠する，いわゆる「食べず嫌い」をつくらないためにも，できるだけ多くの食材，味，調理法による豊かな食体験をさせてあげましょう．周りの信頼しているおとながおいしそうに食べている姿をみせると，子どもも安心して食べることができるので，周りのおとなの食べ方も重要です．
〈対応のしかた〉
　　○無理強いをせず，嫌がる理由を考える．あまり神経質にならずに，
　　　栄養のバランスがとれているか食事全体でとらえるようにする．
　　○献立をバラエティ豊かなものにする．
　　○食べやすさ，調理法，味つけ，盛りつけを工夫する．
　　○楽しい会話のある食卓をつくり，おとなも一緒においしく食べる．
　　○料理の手伝いや野菜づくり，収穫などいろいろな経験をとおして，
　　　食べることに興味をもたせる．
　　○「空腹感」をもって，おいしく食べられるようにする．

● 落ち着いて食べない（遊び食べ）

　幼児が食事に集中せずに遊びながら食べたり，ほかに注意を向けた

り，おとなからみると遊んでいるようにしかみえないことがあります．しかし幼児なりに食事の自立に向かって学習していることが多く，自分で上手に食べられるようになる 3 歳以降になると，次第にその行動が減り，食事に集中できるようになります．

〈対応のしかた〉

　○「空腹感」をもって食事をさせる．

　○食事中はテレビを消し，おもちゃや絵本などの興味をひくものを片づけるなど，食事に集中できる環境をつくる．

　○幼児が食事の途中で食卓を離れても，追いかけてまで食べさせない．

　○食事は 30 分くらいで終わらせるようにし，食事に興味を示さないときは片づけ，次の食事までは，幼児が空腹を訴えても水分補給くらいにしておく．

●食欲不振と食欲のむら

　幼児は，自我の発達や情緒の不安定などにより，食欲が左右されることがあります．食欲や食事量は個人差が大きく，子どもの体格，保育者の養育態度などに影響されます．同じ子どもでも，その日の気分や体調，気温などによっても，毎日同じような食欲を示すわけではありません．もともと小食の子どももいます．幼児は食欲にむらがあるようにみえても，一定期間を平均してみると，案外必要な栄養量はみたされているものです．ただ長期間食欲不振がつづき，体重の増加もみられないようなときは，病気が原因のこともあるので，病院を受診して確認しましょう．同時に生活リズムを見直し，夜更かしによる睡眠不足になっていないか注意しましょう．

〈対応のしかた〉

　○生活リズムを見直し，早寝早起きを心がける．

　○空腹感をもたせる．食事以外のときに飲み物や食べ物を欲しがっても与えない．

　○食事を強制しない．

●朝食欠食

　保育園や幼稚園に，朝食を食べずに登園する幼児が増えてきています．おとなの生活時間が夜型になり，前日の夕食を遅い時間にとるために，朝，食欲がない，保護者自身が朝食をとらない習慣であるなど，おとなの都合による理由がほとんどです．幼児にとって朝食は，生活リズムをつくるために欠かせないものです．脳は寝ているあいだも働きつづけ，エネルギーを消費しています．朝食をとることによって，前日の夕

食後からの長時間にわたる脳へのエネルギーの供給不足を補うことができます．つまり朝食を抜くことは脳に大きな影響を与えることになります．午前中は体温が上がらず，活発に頭や体を働かせることができなくなります．脳が必要とするエネルギー源は炭水化物だけですが，残念なことに炭水化物は体にたくさん蓄えておくことができません．しかも体の小さな子どもでは，なおさら蓄えは少ないので，朝，食事をとることが絶対に必要になります．食べたものがすぐに消化吸収され，エネルギーや栄養になるわけではないので，朝食抜きで登園すると，午前中は体が十分働かず，集中力や注意力を欠くことになります．昼食を食べてしばらくしてから，やっと体にエネルギーや栄養がいきわたります．

　また，朝食をとっていても，主食のみの食事など栄養バランスがくずれているケースも多いです．朝食は1日の源のため，主食・主菜・副菜がそろった朝食をとることが望ましいです．

〈対応のしかた〉

　　○夕食を早めに食べさせ，夜は早く寝かせる．

　　○3度の食事を規則正しくとらせる．

　　○朝は，少なくとも朝食をとる30分前には起きるようにする．

●肥　　満

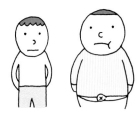

　幼児期の肥満は学童期以降の肥満につながり，生活習慣病発症の危険性が高いことが，さまざまな調査で明らかになっています．

　肥満の判定には，「BMIの日本人小児基準値」（**図3-3**）と成長曲線（p.30 **図2-13**）のカーブを参考にします．一般的に，肥満の解消には，食事で摂取エネルギーを抑えるとともに，運動をしてエネルギーを消費することが大切です．しかし，幼児の場合は，発育に栄養が必要なため，極端な食事制限は行いません．①脂肪分の多い食事や間食を減ら

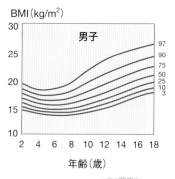

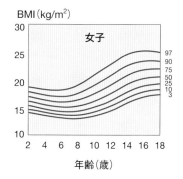

図3-3　　BMIの日本人小児基準値

（井ノ口美香子 ほか．*Annals of Human Biology*, July–August, 33（4）: 444–453, 2006）

す，②イオン飲料，ジュース，牛乳，乳酸飲料などのとりすぎに注意する，③よく噛んでゆっくり食事をとる，④外で楽しくつづけられるような遊びをみつける，⑤家事の手伝いをさせるなど，体を動かす習慣をつける，などを注意するだけでも，3 食を規則正しくとりながら肥満を解消することが可能になります．

幼児の肥満には遺伝や病気が関係することもありますが，食生活や運動などの生活習慣が肥満をつくりだしている場合が多いのです．幼児の肥満は，家族の食習慣に影響されることが大きく，また幼児自身による食べすぎや運動不足を防ぐための自己管理はむずかしいので，家族ぐるみで肥満に取り組むと効果があがります．

幼児は，肥満による精神的ストレスを受けやすく，積極性がなくなる傾向があります．幼児自身に肥満であることの精神的な負担を負わせないように周囲が気をつけ，極端なやせ願望から拒食症を起こすことのないように気をつけてあげましょう．

● む し 歯

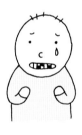

幼児の**むし歯**は確実に減少していますが，地域格差や，生えて間もない歯はむし歯になりやすいこと，甘い飲み物や食べ物を好むことが多いことから，子どもはむし歯になりやすいことがわかっています．

むし歯の原因として，歯質，細菌，糖質の 3 つの条件があげられます．むし歯のおもな原因菌であるミュータンス菌が，歯垢（プラーク）をつくり，糖質を使って酸をつくり，歯の表面のエナメル質を溶かしていきます．それが進行していくと，むし歯になります．むし歯予防には，歯質を強くすること（フッ化物の利用），歯垢を取り除くこと（歯みがき），糖質のとり方に注意すること（だらだら食べない，寝る前は控える）があげられます．

歯みがきは，乳歯が生えてきたら，初めはガーゼや綿棒で清拭し，慣れたら，子ども用の歯ブラシに変えて，子ども自身で歯ブラシを持って，

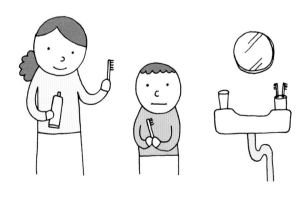

磨く練習をしていきます．子ども自身で十分に歯磨きをすることはできないので，大人が仕上げ磨きをします．食生活は重要で，食事や間食の時間を決めて与える，糖質の多い菓子やジュース，イオン飲料などを1日に何回も与えないようにする，食べたあとは水で口をゆすぐなど，歯をきれいにする習慣を身につけることが有効です．

　幼児のむし歯は，将来生え替わる永久歯の歯列，咬合にも影響するうえ，幼児期に獲得される咀嚼能力を低下させたり，偏食や食欲不振の原因にもなります．よく噛めないと消化不良を起こすこともあるので，むし歯になったら早期に治療しましょう．日ごろから食物繊維の多い食べ物や歯ごたえのある食べ物を，よく噛んで食べさせることも大切です．このような食べ物を食べると唾液の分泌が多くなり，むし歯の予防に役立ちます．

　近年，児童虐待とむし歯の多さ，治療の低さは関連が深いことが明らかになってきました．もちろん，むし歯が多いことが虐待の結果であるとはいえないものの，1つの判断材料となり，虐待の早期発見につながることがあります．

学童期，思春期の食生活と栄養

こころと
からだの
育ち

　消化・吸収能力の発達や代謝活性の高まりによって，学童期前半は緩やかに成長しますが，学童期後半からは身体発達，身体活動が著しくなります．乳幼児期の**身体発達**の第一急伸期に次ぐ**第二急伸期**です．内臓，筋肉，骨格，永久歯などの著しい発達がみられ，これらが十分に進められるような栄養の質と量の確保が重要な時期です（巻末付表 p.152 日本人の食事摂取基準参照）．第二次性徴によって，形態的にも生理的にも，男女の特徴が現れる時期でもあります．精神面では，年齢とともに社会性，協調性，自制心，論理的思考などが発達していきます．

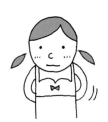

学童期,思春期の食生活の注意点

この時期は自立に向け,社会性を身につける時期です.今までの家族中心の生活から,友達中心の生活に移行する時期でもあります.習い事や塾に通う子どもも多くなり,親の目の届かないところで,一人で食べ物を購入することや,外食をする機会も多くなります.生活スタイルの変化に伴い,食事時間も不規則になりがちな時期です.これらのことから栄養の過不足や偏りが起こりやすくなります.とくに日常生活でとりにくいカルシウムや鉄,ビタミン類は,学校給食がない日は,不足しがちだということがわかっています.

食行動や食嗜好はこの時期に決まりやすいといわれています.そしてその**食習慣の傾向**は,その後の生涯の食生活および健康に影響を与えることになるため,この時期に,家庭においても学校においても,「どんな食材を,どのように調理し,どのくらいの量を,いつ,誰と」食べたらよいのかという食育をしっかり行うことが重要です.乳幼児期までの食育の方針は,楽しく食べることが中心でしたが,学童期,思春期に入ると,楽しく食べることだけでなく,食の知識を習得して,健康な食生活を自ら実践できる力を身につけていきます（**表 3-10**）.

●朝食欠食

学童期,思春期は,朝食の欠食者の増加が問題になっています.とくに発育の第二急伸期であるこの時期には,その影響をしっかり理解して欠食者を減らしたいものです.

社会全体の働き方の変化から,子どもたちが夕食をとる時間が年々遅くなっているため,夕食時間が遅くなり,就寝時間が遅くなると,翌朝の起床時間も遅くなり,時間も食欲もない状態のため,朝食を抜くことが多くみられるようになりました.

表 3-10　　学童期・思春期に育てたい"食べる力"

●学童期―食の体験を深め,食の世界を広げよう―
　・1日3回の食事や間食のリズムがもてる.
　・食事のバランスや適量がわかる.
　・家族や仲間と一緒に食事づくりや準備を楽しむ.
　・自然と食べ物との関わり,地域と食べ物とのかかわりに関心をもつ.
　・自分の食生活を振り返り,評価し,改善.
●思春期―自分らしい食生活を実現し,健やかな食文化の担い手になろう―
　・食べたい食事のイメージを描き,それを実現できる.
　・一緒に食べる人を気遣い,楽しく食べることができる.
　・食料の生産・流通から食卓までのプロセスがわかる.
　・自分の身体の成長や体調の変化を知り,自分の身体を大切にできる.
　・食に関わる活動を計画したり,積極的に参加したりすることができる.

(厚生労働省「楽しく食べる子どもに～食からはじまる健やかガイド～」, 2004)

朝食をとらないと午前中の活力が低いだけでなく，１日の合計エネルギー産出量も低くなり，朝食をとることによって整えられる生活リズムが乱れ，運動能力が低下して肥満の原因になることが明らかになっています．つまり早起きして朝日を浴びたり，朝食をとることは肥満の予防になるのです．小学生になると自分で簡単な朝食を整えることもできるようになります．心身の発育の著しいこの時期の子どもたちに，３食をきちんと規則的にとる大切さを，本人そして保護者に伝えてくことが重要です．

●孤食と共食

　生活スタイルの変化，保護者や子どもも多忙であることや，個人主義などもあり，家族揃って食事をする機会が減っています．食事時間がバラバラであるだけでなく，家族が家にいても子どもが一人で食事をしたり，同じテーブルを囲んでいても各自が好みのものだけを別々に食べていたりする家庭もみられます．またテレビやスマートフォン，ゲームに夢中になって，家族が一緒に食事をとる大切さに気づかない親が増えています．

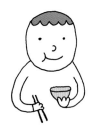

　家族が一緒に楽しい話題で食事を楽しむことは，何よりも子どもの心とからだを育むことになります．子どもたちに，主食，主菜，副菜が揃った食事の大切さや，各自に適した分量を食べること，食事マナーも伝えられます．

　しかし，家族揃っての食事を頻繁にすることが難しい家庭が多いことが現状です．回数が少なくても，家族揃って食べるときは，栄養バランスよく，多様な食品を，そして，楽しい会話があるようにするなど，１回１回の**共食**の質をよくするようにします．

●間食

　１日の食事は，朝，昼，夕の３食と，成長期に３食だけではとりきれないものを**間食**として補うことが望ましいです．しかし，菓子や甘いパン，ジュースなどのとりすぎにより，食事に影響を及ぼしているケースもみられます．糖質，脂質量は多いので，とりあえずエネルギーはみたされるかもしれません．しかしこの時期に体を育てるのに必要なたんぱく質をはじめ，カルシウム，鉄などのミネラル類は不足してしまいます．栄養バランスの狂いは体だけでなく，心の成長にも影響があると指摘されています．

　望ましくない間食のとり方は次の食事への悪影響ばかりでなく，食生活のリズムを乱し，肥満の原因になります．牛乳やジュース類の飲みす

ぎも肥満の原因になります．体によいと思われる食品も，とるべき量を決め，1つの食品に偏ることなく，いろいろな食品を組み合わせてとることが大事です．

●生活習慣病

生活習慣病とは，食事，運動，休養，喫煙，飲酒などの生活習慣によって引き起こされる病気のことをいい，肥満，脂質異常症，糖尿病，高血圧，がん，心臓病，脳卒中などの病気があげられます．日本人の死因の上位は，生活習慣病である，がんや心臓病，脳卒中です．**肥満**は，高血糖，脂質異常症，高血圧などの原因となり，心臓病や脳卒中などを引き起こしやすくなることがいわれています．そのため，生活習慣が身につく子どものときから生活習慣病予防を行っていく必要があります．

学童期の肥満の 40％が，思春期の肥満の 70％が，成人肥満につながるといわれています．肥満は，糖尿病や高血圧，脂質異常症などの生活習慣病を発症するリスクを高めます．学童期・思春期（6-18 歳）の肥満は，診断基準に基づいて，判定されます（**表 3-11**）．子どもの肥満のほとんどは，摂取エネルギーが消費エネルギーを上回る，すなわち，食事・菓子・ジュースのとりすぎや，運動不足によってなるものです．また，日本人の食生活の変化により動物性脂肪の摂取が増加し，血液中の中性脂肪や，いわゆる悪玉コレステロールが増え，脂質異常症が増えてきました．「脂のうまみ」は子どもたちにも大変魅力的で，ハンバーグ，カレー，スパゲッティなど，洋風の脂肪を多くとりやすい料理が好まれています．できれば献立を工夫して，野菜や魚を使う和風料理を子どものうちから食べ慣れさせておくと，動物性脂肪の摂取量を減らすことができ，エネルギーのとりすぎや脂質異常症や肥満の予防になります．

肥満治療の基本は食事と運動です．薄味で和食を中心に，栄養バランスを整え，よく噛んで食べる食品を加えた食事がよいでしょう．家族に協力してもらい，朝，昼，夕の 3 食をしっかり食べて，間食はできるだけとらないようにします．運動が苦手な子どもが多いので，散歩やよく歩くこと，体を使った遊び，家事の手伝いなど，日常の活動を増やすようにさせましょう．朝，体重を測り，グラフにつけて，効果が目にみえるようにするのも 1 つの方法です．

肥満によるいじめや運動の苦手意識などで，子どもが学校や社会生活に適応できなかったり，QOL（生活の質 Quality of Life）の低下を招くこともあるので，周囲の注意が必要です．またコロナ禍の影響で，間食の増加や運動不足，スマートフォンやゲーム機の利用時間が増えていることも，肥満に影響を与えています．

表 3-11　　小児肥満症の診断基準

小児肥満の判定	18 歳未満の小児で肥満度が 20％以上，かつ有意に体脂肪率が増加した状態 　男児　（小児期全般）：25％以上 　女児　11 歳未満：30％以上，11 歳以上：35％以上	
肥満症の定義	肥満に起因ないし関連する健康障害（医学的異常）を合併するか，その合併が予測される場合で，医学的に肥満を軽減する必要がある状態をいい，疾患単位として取り扱う	
適用年齢	6 歳から 18 歳未満	
肥満症診断法	A 項目：肥満治療を必要とする医学的異常 B 項目：肥満と関連が深い代謝異常 参考項目：身体的因子や生活面の問題 　　（1）A 項目を 1 つ以上有するもの 　　（2）肥満度が＋50％以上で B 項目の 1 つ以上を満たすもの 　　（3）肥満度が＋50％未満で B 項目の 2 つ以上を満たすもの を小児肥満症と診断する （参考項目は 2 つ以上あれば，B 項目 1 つと同等とする）	
診断基準に含まれる肥満に伴う健康障害	A 項目 　1）高血圧 　2）睡眠時無呼吸症候群など換気障害 　3）2 型糖尿病・耐糖能障害 B 項目 　1）非アルコール性脂肪性肝疾患（NAFLD） 　2）高インスリン血症かつ/または黒色表皮症 　3）高 TC 血症かつ/または高 non-HDL-C 血症 参考項目 　1）皮膚線条などの皮膚所見 　2）肥満に起因する運動器機能障害 　3）月経異常	4）内臓脂肪型肥満 5）早期動脈硬化 4）高 TG 血症かつ/または低 HDL-C 血症 5）高尿酸血症 4）肥満に起因する不登校，いじめ等 5）低体重出生児または高体重

（日本肥満学会，小児肥満症診療ガイドライン 2017，p.1）

●ダイエット

　肥満が問題になる一方で，肥満傾向でない若い女性や子どもたちにまで**ダイエット**をする傾向がみられ，ダイエットが低年齢化しています．肥満によって健康を害するのであれば，科学的に適切なエネルギーコントロールをするダイエットは必要です．しかし必要のないダイエットを，しかも誤った方法で行うと，多くの危険を伴います．主食をとらない，1 つの食品だけをたくさんとる，食事量を極端に減らすなど，栄養学的な知識のない方法は，筋力や基礎代謝の低下から無月経や骨粗鬆症を引き起こしたり，かえって太りやすい体質になってしまいます．また安易なダイエットから摂食障害を起こすこともあります．

　「やせていることが美しい」というような社会的な風潮が日本には根強くあり，美容を意識した人は，やせ願望が強くなることや，SNS の普及により，間違ったダイエット法を実践してしまう人達が増えてきています．やせは，将来の自身の健康だけでなく，子どもへの影響も大きいで

す．とくに妊娠を考えている時期や妊娠中にやせすぎていると，低出生体重児が生まれる可能性が高くなり，その子どもはさまざまな病気や障害になりやすくなります．子どものころから，ダイエットの弊害や健康的な体型について教えていく必要があります．

●摂食障害

摂食障害は，女性に多くみられる精神疾患の一種です．最近では小学生や男性にもみられるようになってきました．

摂食障害は，おもに**拒食症**（神経性やせ症）と，**過食症**（神経性過食症）に分けられます．拒食症の場合，10代に多く，ダイエットや食欲不振，胃腸症状をきっかけに発症します．極端な食物制限による体重減少，やせているのにも関わらず，体重増加や肥満に対する強い恐怖感をもったり，体重を減らそうと活発に活動したり，自己嘔吐や下剤の使用を行う場合もあります．自分がどんなに「やせ」ていても異常だとは認めず，治療を拒否する傾向があります．過食症は，20代に多く，多くは発症前に，ダイエットを経験し，拒食症から移行することもあります．「気晴らし食い」とよばれる過食行動を頻繁に繰り返し，過食直後の嘔吐や，下剤の乱用もみられます．拒食や嘔吐によって電解質代謝異常による不整脈，栄養失調による感染症，貧血，脳萎縮，骨粗鬆症などや，過食による肥満，糖尿病などを併発することもあります．重症化すると死にいたることもあり，決して軽く考えてはいけない病気です．社会や家族との関係，ストレス，本人の「やせ」願望など，その原因は複雑です．

治療法は，精神科や心療内科などの医師や心理カウンセラーなどチームによる治療を受け，病気の背景にある本質的な心の問題を解決することが重要です．それと同時に，薬物療法や栄養指導など身体的治療を行います．治りにくく，またせっかく治っても精神的なプレッシャーにより再発しやすいのが特徴です．

安易な「やせ」願望から摂食障害に陥ることのないように，しっかりとした食教育を行い，健康を維持する食習慣を，子どものころから身につけさせることが大切です．

●鉄欠乏性貧血

貧血とは，血液中の赤血球に含まれるヘモグロビンの濃度が低下した状態をいいます．そのなかでも，最も多いのが**鉄欠乏性貧血**で，倦怠感，頭痛，息切れ，顔色が青白い，爪の変形，氷をたくさん食べたくなるなどの症状がでてきます．疲れやストレスによるものと似ているため，本人や家族も症状に気づきにくく，発見が遅れてしまうこともあります．

また，貧血により，集中力と理解力が低下し，体調不良も伴って，学習意欲の低下を引き起こすこともいわれています．鉄欠乏性貧血の原因は，急激な身体の発育，激しいスポーツ，欠食や偏食など食生活の乱れ，不必要なダイエット，女子では月経開始による血液の損失によるものと考えられます．

予防のためには，栄養バランスの整った食事と，鉄の摂取です．鉄は，赤身の肉や魚，貝類，大豆製品，緑黄色野菜などに多く含まれています．鉄には，肉，魚など動物性食品に含まれる吸収率の高いヘム鉄と，野菜，豆，海藻類などに含まれる吸収率の低い非ヘム鉄とがありますが，非ヘム鉄は動物性たんぱく質やビタミンCと一緒にとると，吸収率が高くなります．鉄を多く含む食品を積極的にとるようにすると，栄養バランスもよくなります．

3

学校給食

● 学校給食の目的と意義

学校給食は，2009（平成21）年4月に改正された「**学校給食法**」（**表3-12**）によって実施され，現在，小学校の約99％，中学校の約90％で実施されています．

表3-12　学校給食法第2条 学校給食の目標

1．適切な栄養の摂取による健康の保持増進を図ること．
2．日常生活における食事について正しい理解を深め，健全な食生活を営むことができる判断力を培い，及び望ましい食習慣を養うこと．
3．学校生活を豊かにし，明るい社交性及び協同の精神を養うこと．
4．食生活が自然の恩恵の上に成り立つものであることについての理解を深め，生命及び自然を尊重する精神並びに環境の保全に寄与する態度を養うこと．
5．食生活が食にかかわる人々の様々な活動に支えられていることについての理解を深め，勤労を重んずる態度を養うこと．
6．わが国や各地域の優れた伝統的な食文化についての理解を深めること．
7．食料の生産，流通及び消費について，正しい理解に導くこと．

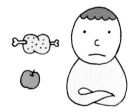

わが国の学校給食は，1889（明治22）年に山形県鶴岡町（現・鶴岡市）の私立忠愛小学校において，生活が苦しい家庭の子どもに無償で提供したことがはじまりといわれています．その後，広まっていった学校給食でしたが，戦争の食料不足により，中止せざるを得ない状況に陥ります．戦後になり，子どもの栄養状態が悪化し，国民の要望が高まったことで再開され，1954（昭和29）年に「学校給食法」が成立しました．学校給食の目標の1つに，「適切な栄養の摂取による健康の保持増進を図ること」があるため，1日に必要な栄養素の約3分の1が学校給

食で，とれるような献立になっています．また，アメリカから学校給食
用として，小麦粉とミルクが贈与されたため，パンとミルクとおかずの
学校給食が全国的に取り入れられるようになりました．その後，米飯も
給食に導入されていましたが，1976（昭和51）年に学校給食制度上に
正式に導入されることになりました．

　2004（平成16）年には「**栄養教諭**」制度が創設され，栄養教諭は，
学校給食の管理（栄養管理衛生管理，検食など）のほかに，肥満，偏食，
食物アレルギーなどの児童生徒に対する個別指導や，学級活動，教科，
学校行事などの時間に，学級担任等と連携して，食に関する集団的指導，
他の教職員や家庭・地域と連携した食に関する指導を推進するための連
絡・調整を行います．

　2009年（平成21）年には，「学校給食法」が改正・施行され，成長
期の子どもたちの健全な発達のために必要な栄養をみたし，栄養バラン
スのとれた豊かな食事を提供するという目的に加え，「学校における食
育の推進」が新たに規定され，「食に関する正しい理解と適切な判断力を
養う上で重要な役割を果たすもの」と位置づけられました．子どもたち
が将来にわたって健康な生活を送ることができるよう，食に関する正し
い知識と望ましい食習慣を身につけさせるという**食育**が，学校で推進さ
れることになりました．2021（令和3）年には，学校給食実施基準が
一部改正され，地場産物の使用，学校給食を「生きた教材」としての使
用，農林漁業体験，郷土料理を積極的に取り入れること，世界の多様な
食文化の理解，適切な給食時間の確保などが追加されました．

　学校給食は週5回，年間190回程度行われ，1年間の食事からみる
と約1/6もあります．また，近年，子どもの貧困が増加しており，学校
給食のない夏休みを過ごした子どもの体重が減ってしまっていたり，栄
養に偏りが出ていたりするという報告があります．そのため，現在，学
校給食のはたす役割が大きくなっています．学校給食は，子どもたちの
栄養バランスを整えるだけでなく，家庭に新しい料理を伝えることがで
きることや，おとなになってから家庭でつくることが多くなるなど，学
校給食は今の子どもたちだけでなく，その保護者や，子どもたちの未来
にも大きな影響を与えてきました．これらのことから学校給食における
食育が大きな成果を上げることが期待されます．

●学校給食の実際

　「**学校給食実施基準**」に従って，児童生徒の個々の健康および生活活動
などの実態ならびに地域の実情などに配慮して，学校給食が実施されて
います．「学校給食実施基準」については，「日本人の食事摂取基準

表 3-13　　児童または生徒 1 人 1 回当たりの学校給食摂取基準

区　　分		基　準　値			
		児童（6〜7 歳）の場合	児童（8〜9 歳）の場合	児童（10〜11 歳）の場合	生徒（12〜14 歳）の場合
エネルギー	（kcal）	530	650	780	830
たんぱく質	（%）	学校給食による摂取エネルギー全体の 13%〜20%			
脂　質	（%）	学校給食による摂取エネルギー全体の 20%〜30%			
ナトリウム（食塩相当量）	（g）	1.5 未満	2 未満	2 未満	2.5 未満
カルシウム	（mg）	290	350	360	450
マグネシウム	（mg）	40	50	70	120
鉄	（mg）	2	3	3.5	4.5
ビタミン A	（μgRAE）	160	200	240	300
ビタミン B₁	（mg）	0.3	0.4	0.5	0.5
ビタミン B₂	（mg）	0.4	0.4	0.5	0.6
ビタミン C	（mg）	20	20	30	35
食物繊維	（g）	4 以上	4.5 以上	5 以上	7 以上

注 1 ）表に掲げるもののほか，次に掲げるものについてもそれぞれ示した摂取について配慮すること．
　　　亜　　　　　鉛…児童（6〜7 歳）2 mg，児童（8〜9 歳）2 mg，児童（10〜11 歳）2 mg，
　　　　　　　　　　 生徒（12〜14 歳）3 mg
　 2 ）この摂取基準は，全国的な平均値を示したものであるから，適用に当たっては，個々の健康及び生活活動等の実態並びに
　　　地域の実情等に十分配慮し，弾力的に運用すること．
　 3 ）献立の作成にあたっては，多様な食品を適切に組み合わせるように配慮すること．

（学校給食摂取基準，文部科学省，2021）

（2020 年版）」を参考に，「食事状況調査」の調査結果により算出しました．小学 3 年生，5 年生および中学 2 年生が，昼食として摂取することが期待される必要量などを勘案して，望ましい栄養量が算出されました（表 3-13）．献立は，多様な食品を適切に組み合わせて，さまざまな食に触れることができるような工夫が求められています．また，カルシウムは，家庭の食事で不足している現状がみられることから，学校給食でしっかりとれるよう努力づけていますが，家庭の食事においても，カルシウムが多い牛乳・乳製品，小魚などの摂取が望まれます．

●学校給食の事故予防

　学校給食は，栄養バランスよく，おいしい食事であるとともに，何よりも安全で，安心して食べられるものでなくてはなりません．しかし，食物アレルギーや窒息などの事故，食中毒が発生しているのも事実です．事故予防や事故が起きたときの対応マニュアルを作成し，教職員全員で考えていくことはもちろんですが，子どもたちに事故予防について教え，子どもたち自身が，自ら予防していくことも大切です（p.136 参照）．

F　生涯の発育・発達と食生活

成人期の食生活

　胎児から乳児，幼児，そして学童期，思春期へ，それぞれの時期の発育発達に沿った栄養のとり方，望ましい食生活がきちんと身について育ってきた人達は，次のライフステージである成人期を健康に生き生きとすごすことができます．20〜40歳代のいわゆる働き盛りの年代を成人期といいます．第二次性徴が完成し，心身ともに充実している時期で，とくに**次の世代を生み育てるための重要な時期**といえます．

　しかし一部の人達には，これまでのステージでの食生活のゆがみである欠食，ダイエット，アンバランスな栄養摂取や喫煙，飲酒の習慣化などから，この時期に深刻な健康状態が目立つようになります．いわゆる生活習慣病といわれる，肥満，高血圧，糖尿病，脂質異常症，動脈硬化性疾患などのメタボリックシンドロームがそれです．

妊娠期の食生活と栄養

　妊娠期のお母さん（妊婦）の栄養のとり方，すなわち，胎児期の栄養はあとでは取り返せない生涯の健康にかかわるものです．妊娠期のお母さんの栄養のとり方，食生活は，次の世代のライフステージの最も初期のステージでの栄養状態を形づくり，子どもの発育，発達，健康を築くために，非常に重要なことです．そしてよい健康を築いた子どもは次の世代への健康を，とよい循環をつくるのです．逆の場合は，**図3-4**に示すように負の循環となります．

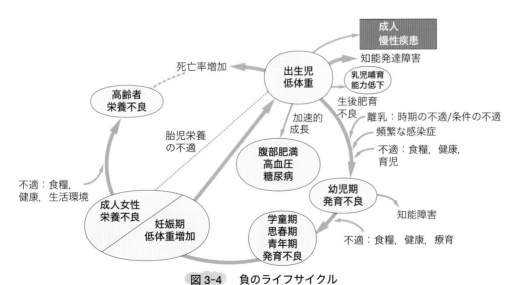

図3-4　負のライフサイクル

（栄養学レビュー/マラボーシンポジウム　母体の栄養と児の生涯にわたる健康，ILSIJapan/建帛社，2007，p.7より一部改変）

妊娠前から妊娠中のお母さんの体格，食事摂取，身体活動，体重増加量，貧血，感染症，糖尿病などの状態，胎盤の大きさ，出生時の妊娠期間などが，胎児の成長のための一般的な決定因子です．胎児はお母さんから栄養を得て，その成長を完全にお母さんに依存しています．そのためお母さんの栄養のとり方，食生活は非常に重要です．

厚生労働省から，「妊娠前からはじめる妊産婦のための食生活指針～妊娠前から，健康なからだづくりを～」が策定され，（**表 3-14**），お母さんと赤ちゃんの健やかな毎日のための 10 のポイントが示されており，妊娠中だけでなく，妊娠前からしっかりと食事をとることが重要です．

表 3-14　　妊娠前からはじめる妊産婦のための食生活指針

●妊娠前から，バランスのよい食事をしっかりとりましょう
　若い女性では「やせ」の割合が高く，エネルギーや栄養素の摂取不足が心配されます．主食・主菜・副菜を組み合わせた食事がバランスのよい食事の目安となります．1 日 2 回以上，主食・主菜・副菜の 3 つをそろえてしっかり食べられるよう，妊娠前から自分の食生活を見直し，健康なからだづくりを意識してみましょう．
●「主食」を中心に，エネルギーをしっかりと
　炭水化物の供給源であるごはんやパン，めん類などを主材料とする料理を主食といいます．妊娠中，授乳中には必要なエネルギーも増加するため，炭水化物の豊富な主食をしっかり摂りましょう．
●不足しがちなビタミン・ミネラルを，「副菜」でたっぷりと
　各種ビタミン，ミネラルおよび食物繊維の供給源となる野菜，いも，豆類（大豆を除く），きのこ，海藻などを主材料とする料理を副菜といいます．妊娠前から，野菜をたっぷり使った副菜でビタミン・ミネラルを摂る習慣を身につけましょう．
●「主菜」を組み合わせてたんぱく質を十分に
　たんぱく質は，からだの構成に必要な栄養素です．主要なたんぱく質の供給源の肉，魚，卵，大豆および大豆製品などを主材料とする料理を主菜といいます．多様な主菜を組み合わせて，たんぱく質を十分に摂取するようにしましょう．
●乳製品，緑黄色野菜，豆類，小魚などでカルシウムを十分に
　日本人女性のカルシウム摂取量は不足しがちであるため，妊娠前から乳製品，緑黄色野菜，豆類，小魚などでカルシウムを摂るよう心がけましょう．
●妊娠中の体重増加は，お母さんと赤ちゃんにとって望ましい量に
　妊娠中の適切な体重増加は，健康な赤ちゃんの出産のために必要です．不足すると，早産や SGA（妊娠週数に対して赤ちゃんの体重が少ない状態）のリスクが高まります．不安な場合は医師に相談してください．日本産科婦人科学会が提示する「妊娠中の体重増加指導の目安」を参考に適切な体重増加量をチェックしてみましょう．
●母乳育児も，バランスのよい食生活のなかで
　授乳中に，特にたくさん食べなければならない食品はありません．逆に，お酒以外は，食べてはいけない食品もありません．必要な栄養素を摂取できるように，バランスよく，しっかり食事をとりましょう．
●無理なくからだを動かしましょう
　妊娠中に，ウォーキング，妊娠水泳，マタニティビクスなどの軽い運動をおこなっても赤ちゃんの発育に問題はありません．新しく運動を始める場合や体調に不安がある場合は，必ず医師に相談してください．
●たばことお酒の害から赤ちゃんを守りましょう
　妊娠・授乳中の喫煙，受動喫煙，飲酒は，胎児や乳児の発育，母乳分泌に影響を与えます．お母さん自身が禁煙，禁酒に努めるだけでなく，周囲の人にも協力を求めましょう．
●お母さんと赤ちゃんのからだと心のゆとりは，周囲のあたたかいサポートから
　お母さんと赤ちゃんのからだと心のゆとりは，家族や地域の方など周りの人々の支えから生まれます．不安や負担感を感じたときは一人で悩まず，家族や友人，地域の保健師など専門職に相談しましょう．

（厚生労働省：妊娠前からはじめる妊産婦のための食生活指針～妊娠前から，健康なからだづくりを～，2021）

表 3-15　妊婦の食事摂取基準（付加量）

エネルギー			推定エネルギー必要量*1*2
エネルギー	（kcal/日）	（初期）	+50
		（中期）	+250
		（後期）	+450

栄養素			推定平均必要量*3	推奨量*3	目安量	目標量
たんぱく質		（g/日）	（初期）	+0	+0	—	13〜20*4
			（中期）	+5	+5	—	13〜20*4
			（後期）	+20	+25	—	15〜20*4
脂質	脂質	（%エネルギー）		—	—	—	20〜30*4
	飽和脂肪酸	（%エネルギー）		—	—	—	7 以下*4
	n-6 系脂肪酸	（g/日）		—	—	9	—
	n-3 系脂肪酸	（g/日）		—	—	1.6	—
炭水化物	炭水化物	（%エネルギー）		—	—	—	50〜65*4
	食物繊維	（g/日）		—	—	—	18 以上
ビタミン	脂溶性	ビタミン A　（μgRAE/日）*5	（初期・中期）	+0	+0	—	—
			（後期）	+60	+80	—	—
		ビタミン D　（μg/日）		—	—	8.5	—
		ビタミン E　（mg/日）*6		—	—	6.5	—
		ビタミン K　（μg/日）		—	—	150	—
	水溶性	ビタミン B₁　（mg/日）		+0.2	+0.2	—	—
		ビタミン B₂　（mg/日）		+0.2	+0.3	—	—
		ナイアシン　（mgNE/日）		—	—	—	—
		ビタミン B₆　（mg/日）		+0.2	+0.2	—	—
		ビタミン B₁₂　（μg/日）		+0.3	+0.4	—	—
		葉酸　（μg/日）*7*8		+200	+240	—	—
		パントテン酸　（mg/日）		—	—	5	—
		ビオチン　（μg/日）		—	—	50	—
		ビタミン C　（mg/日）		+10	+10	—	—
ミネラル	多量	ナトリウム　（mg/日）		600	—	—	—
		（食塩相当量）　（g/日）		1.5	—	—	6.5 未満
		カリウム　（mg/日）		—	—	2,000	2,600 以上
		カルシウム　（mg/日）		+0	+0	—	—
		マグネシウム　（mg/日）		+30	+40	—	—
		リン　（mg/日）		—	—	800	—
	微量	鉄　（mg/日）	（初期）	+2.0	+2.5	—	—
			（中期・後期）	+8.0	+9.5	—	—
		亜鉛　（mg/日）		+1	+2	—	—
		銅　（mg/日）		+0.1	+0.1	—	—
		マンガン　（mg/日）		—	—	3.5	—
		ヨウ素　（μg/日）*9		+75	+110	—	—
		セレン　（μg/日）		+5	+5	—	—
		クロム　（μg/日）		—	—	10	—
		モリブデン　（μg/日）		+0	+0	—	—

*1エネルギーの項の参考表に示した付加量である．
*2妊婦個々の体格や妊娠中の体重増加量及び胎児の発育状況の評価を行うことが必要である．
*3ナトリウム（食塩相当量）を除き，付加量である．
*4範囲に関しては，おおむねの値を示したものであり，弾力的に運用すること．
*5プロビタミン A カロテノイドを含む．
*6α-トコフェロールについて算定した．α-トコフェロール以外のビタミン E は含んでいない．
*7妊娠を計画している女性，妊娠の可能性がある女性及び妊娠初期の妊婦は，胎児の神経管閉鎖障害のリスク低減のために，通常の食品以外の食品に含まれる葉酸（狭義の葉酸）を 400 μg/日摂取することが望まれる．
*8付加量は，中期及び後期にのみ設定した．
*9妊婦及び授乳婦の耐容上限量は，2,000 μg/日とした．
（日本人の食事摂取基準，厚生労働省，2020）

表 3-16　妊娠中の体重増加の目安[*1]

妊娠前の体格[*2]	体重増加量指導の目安
低体重（やせ）　：BMI 18.5 未満	12〜15 kg
ふつう　　　　　：BMI 18.5 以上 25.0 未満	10〜13 kg
肥満（1 度）　　：BMI 25.0 以上 30.0 未満	7〜10 kg
肥満（2 度以上）：BMI 30.0 以上	個別対応（上限 5 kg までが目安）

[*1]増加量を厳格に指導する根拠は必ずしも十分ではないと認識し，個人差を考慮したゆるやかな指導を心がける（産婦人科診療ガイドライン産科編 2020 CQ 010 より）
[*2]日本肥満学会の肥満度分類に準じた

（厚生労働省：妊娠前からはじめる妊産婦のための食生活指針〜妊娠前から，健康なからだづくりを〜，2021）

　妊娠期は，初期（在胎週数〜14 週未満），中期（14〜28 週未満），後期（28 週以降）と区分し，必要な栄養を**表 3-15** に示すように，非妊娠時の食事に付加します．妊娠中に大事な栄養素は，葉酸・鉄分・カルシウムなどがあげられます．カルシウムは，妊娠中に吸収率が上昇するため，カルシウムに付加量はありませんが，摂取量が不足している場合は，付加が必要である可能性も報告されています．カルシウムはとりづらい栄養素で，不足している人が多いので，積極的な摂取が望まれます．

　妊娠中の体重増加の目安（**表 3-16**）が策定されていますが，個人差を考慮したゆるやかな指導を心がけます．近年，若い女性の低栄養を示唆する「**やせ**」の割合が増加傾向にあります．このことは早産の増加，出生時の体格が小さい赤ちゃんの増加を招きやすく，**赤ちゃんに将来のさまざまな病気や障害のリスク**が高まる危険をはらんでいます．**低出生体重児**（出生体重が 2,500 g 未満の赤ちゃん）は，将来，2 型糖尿病，高血圧，脂質異常症，脳卒中，冠動脈疾患，神経発達異常のリスクが高まることが明らかになっており，妊娠期のお母さんの栄養状態がよければ将来的にこれらの疾患の発症率が減少することがいわれています．お母さん自身にとっても「やせ」は骨密度が低かったり，鉄欠乏である場合が多く，貧血や低栄養から免疫の低下を起こし，さまざまな感染症にかかりやすくなります．反対に，肥満妊婦は妊娠高血圧症候群や妊娠糖尿病などを起こしやすく，巨大児の出現率も高くなります．

　また，妊娠中は，食中毒になりやすいため，冷蔵庫を過信せず，食べる前に十分加熱するなど，普段よりも食中毒予防をします．この時期は，塩分に強く，冷蔵庫で増殖するリステリア菌にも感染しやすくなります．リステリア食中毒のおもな原因食品は，ナチュラルチーズ（加熱殺菌していないもの），肉や魚のパテ，生ハム，スモークサーモンなどで，これらは妊娠中にさけるようにしましょう．

　喫煙と**飲酒**にも気をつけます．喫煙は低出生体重児の出生頻度を高く

し，飲酒は胎児性アルコール症候群や奇形児の出生率を高くする危険があるからです．妊娠の可能性のある年齢の女性は，妊娠する前からダイエットや常習的な喫煙，飲酒などを見直しましょう．妊娠に気づいたときにはすでに胎児は育っています．日ごろから主食，主菜，副菜のパターンで栄養バランスのよい食事を規則正しく3食とり，塩分，間食を控えるなどの食生活を送ることが大切です．

●妊娠期にみられるおもな症状と食生活

① つわり（妊娠悪阻）

妊婦の50〜80%くらいに起こる吐き気，嘔吐，食欲不振，嗜好の変化などを「つわり」といいます．多くは妊娠5〜6週に起こり，15〜18週くらいで自然に治ります．このあいだ食事が不規則になったり，栄養バランスがくずれることもありますが，つわりのときは無理せず，好きなものを，食べられるときに少量ずつ食べるとよいでしょう．空腹状態になると吐き気を感じることもあったりします．個人差もありますが，冷たいものは比較的食べやすいことが多いようです．匂いに敏感になる傾向があり，食事の支度をするのがむずかしいときは，一時的に調理済み食品を利用するのも1つの方法です．

重症化して食事や水分を受けつけられず，脱水症状や栄養失調を起こした状態を，妊娠悪阻といいます．この状態になると，入院して点滴治療による栄養と水分補給を行います．

② 妊娠高血圧症候群

妊娠時に高血圧を認めた場合，妊娠高血圧症候群といいます．お母さんには，血圧上昇，けいれん発作，脳出血，肝臓や腎臓の機能障害，胎児の発育不全，胎児機能不全，胎児死亡のリスクが高くなります．もともと高血圧，糖尿病，腎臓病，肥満の人や，母体の年齢が高い（40歳以上），双子などの多胎妊娠，初産の場合はなりやすい傾向にあります．

治療は，安静にすること，バランスのよい食事になります．過度の塩分制限の効果は近年否定的のため，必ず主治医と相談して決めていきます．水分は特別な場合以外は制限しません．

③ 妊娠糖尿病

妊娠糖尿病は，妊娠中にはじめて発見された糖代謝異常のことをいいます．もともと糖尿病であった人が妊娠した場合や，妊娠中の明らかな糖尿病の場合は，妊娠糖尿病には含めませんが，妊娠糖尿病よりも重症なので，血糖管理を厳密にする必要があります．妊娠糖尿病では，流産，巨大児（出生児体重が4,000g以上），胎児死亡，妊娠高血圧症候群の頻度が高くなります．また巨大児には，さまざまながんや糖尿病の発症

が多いことが知られています.

　血糖コントロールと，太りすぎないように体重管理が重要で，食事と運動を中心に改善をはかります．血糖コントロールがうまくいかない場合は，1日に必要なエネルギー量を分割してとることで，高血糖をさけることができます．食事療法がうまくいかない場合，薬物療法は胎児への影響を考え，インスリン注射を行います.

④ 鉄欠乏性貧血

　妊娠中の貧血の80〜90％以上が**鉄欠乏性貧血**で，その多くは妊娠以前に鉄欠乏性貧血や，それに近い状態にあった人です．近年の「やせ」願望によるダイエットの影響も大きいといえます.

　体の各組織に酸素を運ぶ赤血球のなかでも，とくにヘモグロビンという鉄でできた部分が足りなくなる状態が**貧血**です．妊娠すると血液の量が増加するため，ヘモグロビンの濃度が薄くなってしまいます．このため妊娠中は**鉄**を十分にとる必要があります．鉄は，**表 3-17** に示すような食品に多く含まれますが，意識してとるようにしないと十分な量の確保はむずかしいため，鉄が強化された食品や，サプリメント，鉄剤で補います．なお，鉄が多い食品として，レバーがあげられますが，ビタミンAが多く含まれています．ビタミンAの過剰摂取は先天奇形が増加するため，妊娠前から妊娠3か月以内のレバーの大量の摂取はさけましょう.

表 3-17　　貧血の人にすすめたい食品

たんぱく質を多く含む食品	肉, 魚介類, 卵, だいずなどと, これらの加工品
鉄を多く含む食品	〈ヘム鉄〉レバー, 肉, 魚（赤身魚や血合い肉）, かき, あさりなど 〈非ヘム鉄〉緑黄色野菜, 豆類など
銅を多く含む食品	かき, レバー, 卵, 米, 小麦, そば, だいず, アーモンド, くるみ, ごま, ココアなど
葉酸を多く含む食品	緑黄色野菜, えだまめ, かき, レバー, 焼きのりなど
ビタミン B_{12} を多く含む食品	あさり, しじみ, いわし, いくら, たらこなど
ビタミン C を多く含む食品	だいこん, かぶ, ピーマン, ブロッコリー, せり, レモン, 柿, いちごなど

⑤ 神経管閉鎖障害

　胎児の神経管ができるとき（受胎後およそ 28 日）に起こる先天異常で，神経管がうまく作られないために，無脳症や二分脊椎などが生じることをいい，ビタミンB群の**葉酸**の欠乏によって，これらが生じる可能性が高くなります．神経管ができたあとに，妊娠に気づくことが多いため，妊娠前からの十分な葉酸の摂取が重要です．妊娠前から初期の間は,

通常の食事に加えて，サプリメントを利用して，葉酸を摂取します．しかし，サプリメントの場合，過剰摂取につながりやすいので，医師の管理下にある場合を除き，サプリメントからの葉酸摂取量は，1 mg/日を超えないように注意をしましょう．また，葉酸欠乏による貧血もありますので，鉄欠乏性貧血，葉酸欠乏性貧血ともに，たんぱく質，鉄，銅，葉酸，ビタミン B$_{12}$，ビタミン C をしっかりとるようにしましょう．

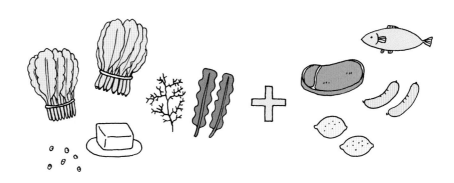

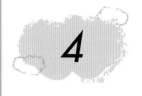

4 食育の基本と内容

　2005（平成 17）年に施行された「**食育基本法**」では，栄養の偏り，不規則な食事，肥満や生活習慣病の増加，過度の痩身志向，食の安全への不信，食の海外への依存，伝統的食文化の危機などの問題を指摘して，「食育の推進」を国民運動として位置づけています．

　保育所においては，栄養士や調理員など，食にかかわる専門職が配置されていることもあり，保育のなかで調理体験や，野菜の栽培，収穫などの食教育が実践されてきた経緯があります．2004（平成 16）年策定の「**楽しく食べる子どもに～保育所における食育に関する指針～**」（厚生労働省）では，それまでの食教育の内容であった「給食を残さず食べる」「好き嫌いをしない」といった「何をどのくらい食べるか」の視点から，「誰とどのように食べるか」の観点を重視した指針が示されました．

　「**保育所保育指針**」（厚生労働省，2017）では，第 3 章「健康及び安全」のなかで「食育の推進」が明記されています．「保育所保育指針解説」（厚生労働省，2018）では，保育所に栄養士が配置されている場合は専門性を生かした対応をはかることとして，①体調の悪い子どもへの対応，②食物アレルギーのある子どもへの対応，③障害のある子どもへの対応，④食を通した保護者への支援をあげています．

　とくに食を通した保護者への支援では，在園児の保護者だけでなく，地域の子育て家庭への食に関する相談や支援を行うことも重要としています．

　食に関するさまざまな問題の基盤が，乳幼児期の食生活からつくられていることを保育者はしっかり認識し，子どもたちの食環境の改善に家庭への食育支援も含めて取り組む必要があります．

　この章では，「保育所保育指針」に示された「食育の推進」を「保育」と「栄養」の 2 つの側面からみていきます．また，食育の現状と今後の課題についてもふれます．

A　保育における食育の意義・目的と基本的考え方

　保育所保育指針では「養護と教育の一体性」を保育所の特性として，養護的側面（生命の保持・情緒の安定）と教育的側面（健康・人間関係・環境・言葉・表現）の内容に食育の視点が盛り込まれています（保育所保育指針　解説書より）．食育においても養護と教育の一体性という特性のなかで進められます．

●食育の養護的側面と教育的側面

　食事が「生命の保持」に深く関与していることはいうまでもありません．乳幼児期に適切な栄養を提供することは，日々，発育発達をつづけている乳幼児には非常に大切です．毎日の食事で，子どもの発育発達に必要なエネルギーや栄養素が摂取できているかどうかは，「成長曲線」をつけるとおおよその把握ができます．小食の子どもでも，成長曲線のカーブに沿って体重や身長が増えていれば問題がありません．逆に食べているにもかかわらず体重が変わらない，あるいは減少するときは，発育発達にかかわる疾病，または何らかの障害が関係していることも考えられます．それは必ずしも栄養量の問題ばかりではなく，不適切な養育が原因となることもあります．

　「かわいがられない子どもは育たないことがある」と小林（2000 年）は，著書の中で述べています．同じように食べていても，食べさせる大人の性格（養育態度）によって体重や身長の増加に差が出る，というのです．どんなに栄養のある食事でも，毎日口うるさく叱られながらの食事や，愛情のない環境での食事は，子どもの情緒が安定せず，成長ホルモンの分泌が不十分になるのではないかと考えられています．

　栄養のバランス，調理形態などに配慮された食事を，子どもが安心して，信頼できる食卓で食べることは「食育」の養護的側面といえるでしょう．

　一方，食育における「教育的側面」とは，乳幼児期の特性からみて，いわゆる栄養素教育に代表される栄養指導的なものよりは，子どもが体験をとおして「食を営む力の基礎」を培うことができる環境を提供することが大切になります．

　「楽しく食べる子どもに〜保育所における食育に関する指針〜」には，保育所保育指針に示された保育の目標を，食育の視点からみた「目指す子どもの姿」として，次の 5 つをあげています．
　　○おなかが空くリズムのもてる子ども
　　○食べたいもの好きなものが増える子ども
　　○一緒に食べたい人がいる子ども
　　○食事づくり，準備にかかわる子ども
　　○食べものを話題にする子ども
　これらの目指す子ども像が，「何（どんなたべもの）を食べるか」について配慮されていることが，食育の意義として重要です．すなわち，おなかが空いた状態で食べると，なんでもおいしく感じることができます．ではそのとき「何を」食べればよいのでしょうか．食べたいもの，

好きなものが増えるのは大切なことですが,「何を」好きになるかで将来の健康に影響することもあります.「何を」一緒に食べるのか,食事づくりで「何を」つくるのか,食べものの「何を」話題にするのかなど,「楽しく食べる」ことを大前提にしたうえで,栄養的な側面も考えていくことが大切です.

B 食育の内容と計画および評価

食育の内容は,「保育所における食育に関する指針」に示された食育の5項目(**表4-1**)を参考に,具体的な保育の環境や活動に**食育の視点**を盛り込んでいきます.

表4-1 食育の5項目

1. 食と健康	健康な心とからだを育て,みずからが健康で安全な生活をつくりだす力を養う
2. 食と人間関係	食を通じて,ほかの人々と親しみ支え合うために,自立心を育て,人とかかわる力を養う
3. 食と文化	食を通じて,人々が築き,継承してきたさまざまな文化を理解し,つくり出す力を養う
4. いのちの育ちと食	食を通じて,みずからも含めたすべてのいのちを大切にする力を養う
5. 料理と食	食を通じて,素材に目を向け,素材にかかわり,素材を調理することに関心をもつ力を養う

(厚生労働省:保育所における食育に関する指針,2004)

大切なことは,前述のような内容が保育の計画に組み込まれていることです.計画は必ずしも食育計画として別に立てられる必要はなく,保育の計画の中に,食育の視点をもった活動などが盛り込まれていることが重要です.食育の視点をもつことで,保育者自身が**食育の人的環境**として子どもたちにかかわることができます.

また計画には,**実践に対する評価**が必要ですが,子どもへの食育の効果は短期間で現れるものではありません.計画した食育の活動が子どもの年齢的な発達に見合っていたか? 子どもが十分に興味をもって楽しんでいたか? その評価は計画そのものへの評価も含むものとなります.食育の効果を,給食の残食調査などで測ることもありますが,好き嫌いの傾向をとらえることと同時に,一人ひとりの子どもの食べ方にも目を向ける必要があります.たとえば子どもへの食育の活動として行った調理活動を,子どもが保護者に伝え,家庭でも親子でやってみるということが少なくありません.家庭連絡帳にそれが記載されていたり,口頭で伝えられることもあるでしょう.それらも食育の1つの評価とし

て，きちんと記録されることが大切です．

「保育所における食育の計画づくりガイド」（2008（平成 20）年）では，食育の視点を含めた計画について，食事提供に関する計画作成の手順まで含めて示されているので，参考にするとよいでしょう（**図 4-1**）．

①食育の視点を含めた指導計画を作成する

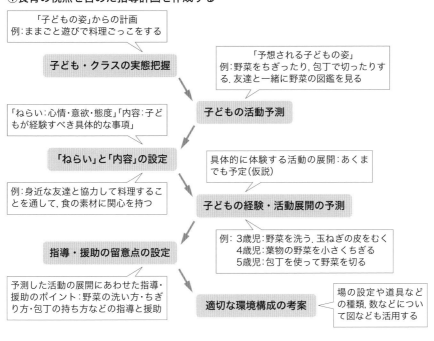

②食事提供に関する計画の作成

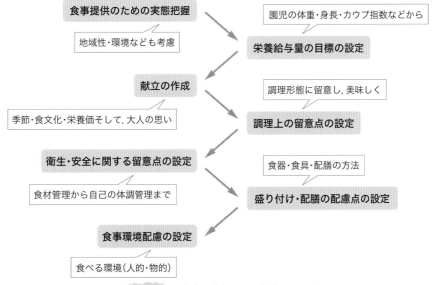

図 4-1　食育の指導計画作成の手順

（保育所における食育計画研究会 編：保育所における食育の計画づくりガイド，財団法人児童育成協会児童給食事業部，2008 を一部改変）

C 食育のための環境

　　保育所保育指針では，食育の環境の整備等として「子どもが自らの感覚や体験を通して，自然の恵みとしての食材や食の循環・環境への意識，調理する人への感謝の気持ちが育つように，子どもと調理員等の関わりや，調理室など食に関わる保育環境に配慮すること」としています．また保育所保育指針解説書では，食に関する**人的・物的な保育環境**の構成に配慮することが必要，としています．

●自然の恵みとしての食材について，さまざまな体験を通して意識し，生産から消費までの一連の食の循環や，食べ物を無駄にしないことについての配慮などに意識をもてるよう，さまざまな食材に触れる機会を計画的に保育に取り入れていく．

●育てた食材で調理活動を行うことや調理過程の一部を手伝うことなどの体験を通して，調理室における調理の様子をうかがい知ったり，調理員等と一緒に食べたりする経験などを通じて，食材や調理する人への感謝の気持ち，生命を大切にする気持ちなどが育まれていく．
　　保育において，こうした体験を，友達，保育士，調理師，栄養士，保護者，地域の人々など，さまざまな人とのかかわりを通じて行えるよう工夫する．

　　保育所には，食にかかわる専門職である**栄養士**や調理員がいます．自分たちが食べる給食を「どこで誰がつくっているのか」を知ることは大変意味のあることです．外食する機会が増え，惣菜や加工食品など出来合いのものが食卓にのぼることが多くなっている現代の食生活では，つくった人の顔がわからず，感謝の気持ちを育みにくい環境といえます．また調理する人の姿をみることで，将来自分が料理するときのイメージもできることでしょう．給食室があるということは，その存在そのものが食育の環境であるといえます．
　　保育所における食事の場面では，給食に使われている食材についての会話が少なくありません．子どもは食べものに関心をもつと，食卓にのぼった食材に興味を示します．「この魚はどこから来たの？」「これはなあに？」など，保育者は子どもからの質問攻めに合うこともあるでしょう．保育士や栄養士，調理員は重要な食育の人的環境であるといえます．食べものへの好奇心から出る子どもの素朴な質問に，やさしく丁寧に答

えられるように，保育者自身の食への興味関心や，食の知識などが求められます．また食卓での言葉のやり取りは，子どもの表現力を養い，食をとおした豊かな人間関係を育みます．

「食育の環境」は，その時々の**社会的な問題**にも目を向ける必要があります．すなわち食材を無駄なく使うこと，資源を大切にすること，ゴミの分別など，広い意味での環境問題に興味をもち，できるところから取り組むおとなの姿勢を，子どもたちにみせていくことも大切です．

また地域特有の郷土料理など，その土地の**食文化**に慣れ親しむ経験も大切です．文化の継承という視点で，地域のお年寄りの知恵や経験を生かした伝統食や，郷土料理を保育所給食や学校給食の献立に取り入れるなど，積極的に子どもたちに食文化を伝えていきたいものです．

事例 A保育所――――――――――――――――――――――――

A保育所では，自然豊かな立地条件を生かして，園庭につくった田んぼで稲作活動を行い，近隣の畑を借りて，なす，ピーマン，とうもろこし，トマト，きゅうり，さつまいも，こまつな，だいこんなどの畑作活動を行っています．子どもたちが，野菜の収穫から季節を感じ，皆で協力して汗をかきながら収穫したものを皆で食べる喜びを感じることができる環境といえるでしょう．土の匂いや感触を知り，土から出てくる生き物に興味をもつ子どももいます．いつも収穫が順調なわけではなく，イネや野菜がうまく育たないと，がっかりすることもあります．子どもたちは，これらの活動から**五感**をとおして，実に多くのことを学んでいることでしょう．さらにみんなで育てた食材を使って，調理して食べる経験から，調理することへの興味や，調理する人への関心を育むことにつながります．

この事例は，自然の豊かな環境のもとで行われているもので，都市型の保育所では，自然の中で環境を整えることがむずかしいこともあります．しかしベランダでのプランターの利用や，部屋の中で小動物や昆虫

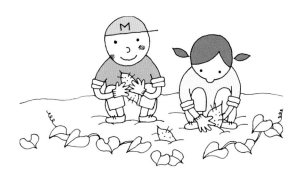

などを飼育する環境を工夫している保育所は数多くあります．自然環境の少ない保育所こそ，さまざまな工夫によって，食育のための豊かな環境を整えたいものです．またある保育園では，園庭に実のなる低い木を栽培しています．小さな赤い実のつくころには，子どもたちは自由にその実を取って，砂場のままごと遊びのなかで，フライパンにのせて炒めたり，鍋に入れて煮込む真似をしています．子どもの想像力は，本物の木の実を使うことでより豊かなものになるでしょう．

●情緒の安定のためにも，ゆとりある食事の時間を確保し，食事する部屋が温かな親しみとくつろぎの場になるように，採光やテーブル，椅子，食器，スプーンや箸など食具等，環境の構成に配慮する．

事例 B 保育所————————————————————————————

　B 保育所では，０歳児クラスの食事時間に子どもたちが落ち着かず，保育士も食事の介助中に忙しく動き回る姿がみられました．クラス会議で話し合い，食事をするスペースの狭さや食事介助につく保育士の動線に無駄があること，食事をする子どもたちの目線位置に，食事以外に気が散るものが置いてあること，またテーブルの高さや足のぶらつきなど，落ち着かない原因と思われることをあげ，これらを改善していくことにしました．食事スペースは，保育室の一部に仕切りをして，月齢の低い子どもで早めの時間に食べる子どもの占有スペースとして広げ，一人ひとりの食事スペースがゆったりととれるようにしました．また保育士が動きまわるのを少なくするために，小さなテーブルを用意して，おかわりやタオルをあらかじめセットしておくようにしました．

　食べる環境の整備を改善していくと，それまで騒々しかった食事の場面が落ち着き，子どもたちも安定して食べることができるようになりました．

————————————————————————————————————

　この事例のように，**食育の物的環境**として，１つひとつ丁寧に環境をみていく必要があります．部屋のスペースやテーブルなど，保育設備のみならず，食器の大きさや形，使う食器の数，スプーンの長さやボウル部分の深さ・大きさ，箸の長さ・形などすべてが食育の環境です．

　また「何を食べるか」も「環境」の一部です．歯ごたえのある食べものを日常的に頻繁に食べていれば，よく噛んで食べる子どもになります．また食事の内容が洋食傾向か和食傾向かで将来的な食傾向が形成されることを考えれば，**献立の栄養価も「環境」**といえるでしょう．どのような食の環境を提供するのが望ましいかについて考えることが重要です．

地域の関連機関や職員間の連携

食育を展開するための関連機関を，次にあげます．
○保健センター
○保健所
○医療機関（病院・歯科医）
○学校
○地域の商店・食事に関する産業

子どもの食育は，家庭や地域住民と連携をとることにより，より充実したものになります．**保健センターや保健所**，**医療機関**などで新しい食育の情報を入手することができます．小学校との連携においては，就学にあたって学校給食の現状を把握するために，保育士が学校に出向き，給食を小学生と一緒に食べる（試食）などの取り組みや，食物アレルギー制限食の状況についての申し送りの連携などの実践があります．また散歩を兼ねて地域の八百屋，魚屋，肉屋などを訪ね，食材を見せてもらうだけでなく，魚屋さんを保育所に招いて魚の解体の場を見せてもらうなどの連携を行っている事例もあります．

保育所内においては，**各専門職の連携**が食育を進めるためには不可欠です．子どもたちに，よりよい食育の環境を提供するために，食材を扱い，調理を担当している調理員や栄養士などの専門職の協力が必要になります．また健康管理の場においては園児の精神的・身体的な発達状況を把握している看護師（保健師など）との連携は欠かせません．

食育に関する認識は職員間で共通させることが大切です．「給食会議」（または「献立会議」，「クラス会議」）などの会議の場を専門職会議ととらえて，それぞれの立場から食育を推進するための知恵と知識を出し合うことが望まれます．また食育の活動計画の立案や手順，評価，次の活動への課題などや，日々の子どもの食事状況，献立内容など，打ち合わせや情報交換の場として会議を活用するとよいでしょう．

何より施設の長である保育所長の食に対する意識が，食育の推進に多大な影響を及ぼすことはいうまでもありません．施設長は，全職員の連携・協力のもと，食育推進のための適切な実施体制の確立に努めることが望まれます．

食生活指導および食をとおした保護者への支援

　保育所における食育は，保育所だけで進められるものではありません．家庭との連携，協力が大切です．前述したように，子どもは保育所で体験した調理活動を保護者に話して，家庭でもやってみるということがあります．また給食で食べた料理を，「おいしかったから，おうちでもつくって」と子どもにせがまれて，調理場につくり方を聞きにくる保護者も少なくありません．**保育士と保護者，栄養士・調理員と保護者の，日ごろからのコミュニケーションが大切**です．

　具体的な保護者への食育支援の取り組みとしては，次のようなことがあげられます．

　献立の配布…毎日の給食献立を知らせるとともに，使われている食材の紹介，旬の食材の紹介などを掲載．

　給食だより（通信）の配布…食に関する情報発信をします．保育園で行った食育活動の様子や，子どもたちに人気のメニューの紹介，栄養に関する知識や料理のコツなどの紹介，衛生面での指導などを掲載．

　給食のサンプル展示…給食（昼食，おやつ）の1食分を展示（食べている分量や盛りつけ方がわかります）．

　給食，おやつの試食会…実際に試食することで，味つけ，調理形態などを伝えることができます．

　給食懇談会…栄養士・調理員などによる給食の説明会．家庭の食生活についての悩みや相談事など，保護者同士で話し合う機会ももちます．

　調理実習…調理室を利用して保護者向けの調理実習を行います．

　離乳食説明会…離乳食が始まる子どもの保護者向けの説明会です．離乳食の進め方について個別あるいは集団で説明をします．

　行事…年中行事に参加していただき，行事食を子どもと一緒に食べます．行事の意味について知らせます．

　このほかにも日々の家庭連絡帳をとおしての食事アドバイスや，口頭での食生活に関する相談などが実践としてあげられます．近年増えている食物アレルギーについても，アレルギー児をもつ保護者にとって不安や悩みはつきません．栄養士の配置がある場合には，個別の支援が行えるような体制を整えていくことも大切です．

F 食育の現状と今後の課題

1 食育推進基本計画と SDGs

食育基本法によって定められている「**食育推進基本計画**」は，わが国の食育の推進にあたって基本的な方針や，推進に向けての目標値を掲げ，取り組むべき施策などを示したものです．2006（平成 18）年に食育推進基本計画がはじめて策定されて以来，5 年ごとに改定され，現在は第 4 次食育推進基本計画（令和 3〜7 年度）に基づいて食育が進められています．

第 4 次食育推進基本計画では，SDGs（持続可能な開発目標）の考え方をふまえて，社会全体で連携・協働した持続可能な食育の取り組みが期待されています（P.163 参照）．

2 第 4 次食育推進基本計画

第 4 次食育推進基本計画では，「私たちが育む食と未来」として SDGs の考え方をふまえつつ，次の 3 つを重点事項としています．

① 生涯を通じた心身の健康を支える食育の推進

妊産婦，乳幼児から高齢者まで各ライフステージにおける食育の推進が，家庭，保育所，学校，地域などさまざまな場面で展開され，健康を支える食生活につながる取り組みが期待されます．

② 持続可能な食を支える食育の推進

健全な食生活を送るためには「持続可能な環境が不可欠」として，3 つの「わ」を支える食育を推進しています（3 つの「わ」は以下の通りです）．

　○環境の環（食と環境の調和）

　○人の輪（農林水産業や農山漁村を支える多様な主体とのつながりの深化）

　○和食文化の和（日本の伝統的な和食文化の保護）

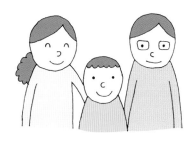

③「新たな日常」やデジタル化に対応した食育の推進

　近年の新型コロナウイルス感染拡大防止のための「新しい生活様式」に対応した食育の推進が求められています．オンラインによる調理講習会やオンデマンド式の食に関する情報の提供など食に関する知識を深め，健康な食生活への意識を高める食育を推進します．

3

国際社会の
なかの日本〜
持続可能な開発
計画（SDGs）

　貧困，紛争，テロ，気候変動，資源の枯渇，感染症など，人類はこれまでになかったような数多くの課題に直面しています．そのような危機感から，世界中のさまざまな立場の人々が話し合い，課題を整理し，解決方法を考え，2030年までに達成すべき具体的な目標を立てました．その目標が「持続可能な開発目標（Sustainable Development Goals：SDGs）」と呼ばれるもので，2015年9月の国連サミットで採択されました．

　17のゴール・169のターゲットから構成され，地球上の「誰一人取り残さない（leave no one behind）」ことを誓っています（**表4-2**）．

　また，このなかには，食育に関連することも少なくありません．とくに，目標2［飢餓をゼロに］，4［質の高い教育をみんなに］，12［つくる責任つかう責任］，14［海の豊かさを守ろう］などは深く関係しています．ほかにも，1［貧困をなくそう］は貧困と栄養摂取には関連があることが報告されていることや，6［安全な水とトイレを世界中に］，16［平和と公正をすべての人に］といった目標も人々の食と健康に関わっています．

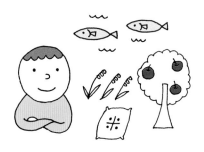

表 4-2　持続可能な開発目標（SDGs）17 のゴール

1	貧困をなくそう	あらゆる場所のあらゆる形態の貧困を終わらせよう
2	飢餓をゼロに	飢餓を終わらせ，すべての人が一年を通して栄養のある十分な食料を確保できるようにし，持続可能な農業を促進しよう
3	すべての人に健康と福祉を	あらゆる年齢のすべての人々の健康的な生活を確保し，福祉を促進しよう
4	質の高い教育をみんなに	すべての人が受けられる公正で質の高い教育の完全普及を達成し，生涯にわたって学習できる機会を増やそう
5	ジェンダー平等を実現しよう	男女平等を達成し，すべての女性および女児の能力の可能性を伸ばそう
6	安全な水とトイレを世界中に	すべての人が安全な水とトイレを利用できるよう衛生環境を改善し，ずっと管理していけるようにしよう
7	エネルギーをみんなにそしてクリーンに	すべての人が，安くて安定した持続可能な近代的エネルギーを利用できるようにしよう
8	働きがいも経済成長も	誰も取り残さないで持続可能な経済成長を促進し，すべての人が生産的で働きがいのある人間らしい仕事に就くことができるようにしよう
9	産業と技術革新の基盤をつくろう	災害に強いインフラを作り，持続可能な形で産業を発展させイノベーションを推進していこう
10	人や国の不平等をなくそう	国内および国家間の不平等を見直そう
11	住み続けられるまちづくりを	安全で災害に強く，持続可能な都市および居住環境を実現しよう
12	つくる責任　つかう責任	持続可能な方法で生産し，消費する取り組みを進めていこう
13	気候変動に具体的な対策を	気候変動およびその影響を軽減するための緊急対策を講じよう
14	海の豊かさを守ろう	持続可能な開発のために，海洋資源を保全し，持続可能な形で利用しよう
15	陸の豊かさも守ろう	陸上の生態系や森林の保護・回復と持続可能な利用を推進し，砂漠化と土地の劣化に対処し，生物多様性の損失を阻止しよう
16	平和と公正をすべての人に	持続可能な開発のための平和的で誰も置き去りにしない社会を促進し，すべての人が法や制度で守られる社会を構築しよう
17	パートナーシップで目標を達成しよう	目標の達成のために必要な手段を強化し，持続可能な開発にむけて世界のみんなで協力しよう

（私たちがつくる持続可能な世界，外務省・日本ユニセフ協会，2019）

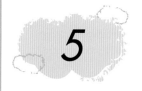

5 家庭や児童福祉施設における食事と栄養

A 家庭における食事と栄養

家庭の食事

　子どもたちの健やかな成長のためには，幼児期に，家庭において基本的な生活習慣をしっかり身につけさせ，学童期以降に自分で行えるようにしたいものです．「よく体を動かし，よく食べ，よく寝る」ことは，最も**基本的な生活習慣**です．

　最近の子どもは就寝時間が遅くなる傾向にあります．22時以降に就寝する6歳以下の子どもの割合は約30%という調査結果もあります．小・中学生でも就寝時間が遅い傾向がみられます．これは朝の起床状態に影響し，時間がない，食欲がない，などの理由で朝食を食べない子どもが，小学6年生で13.3%，中学3年生で17.7%にも達しています（文部科学省「全国学力・学習状況調査」2019（平成31）年度）．2006（平成18）年度から「**早寝早起き朝ご飯**」運動が全国で推進されているのですが，2013年以降この数値が増加傾向にあるのは残念なことです．

　朝食をとらないと，子どもたちにどんな影響があるのでしょうか．3章 学童期，思春期の食生活と栄養（p.85）でも述べたように，近年の時間栄養学の考え方から，朝食をとることによって脳のエネルギーをみたし，心身の代謝を活発にし，**生体リズム**を正しく形成するといわれています．もしも朝食をとらず，このリズムが乱れると，代謝の異常が起こり，肥満を引き起こし，さまざまな疾患を生み出すことにもなります．

　これまでも述べたように，肥満は生涯の健康に大きく影響します．保育所，幼稚園，学校での食育を参考に，家庭でも望ましい食生活を実施することが大切です．「食事バランスガイド」を参考にすると献立が立てやすくなります．**日本型食生活**とよばれる「主食，主菜，副菜」のパターンで，小さいころから，なるべく和食を中心にした食事を食べさせると，生涯の健康を守ることになります．

　このようなパターンの食事を家族が一緒にとることで，「おいしいね」というおとなの言葉がけを受け，子どもは家族との一体感を感じることができます．この積み重ねが家族の絆，自立への自信になっていきます．楽しく食事をし，折々の年中行事のことや，季節の食材について話題にすることで，子どもに自然に日本の文化を伝えていけます．豊かな食生活は子どもの心を安定させ，他人への思いやりにもつながります．苦手

なものは無理強いせず，「もう少し大きくなれば食べられるようになるから」と声をかけて，おとながおいしそうに食べてみせると，好き嫌いの防止にもつながります．子どもたちは，おとなの食べ方をみて，マナーを学んでいくこともできます．一緒に食事をすることで，**日々の家族の心や体の状態**をよく理解し，少しの変化にも早く気づいてあげることができます．家族がそろって食事をすることは，使用する食品の種類が多くなり，栄養のバランスをとりやすくします．

　また食事の準備に子どもたちが参加することで，食材への興味や感謝の気持ちをもつようになります．そして調理をとおして，安全や衛生，家庭の食文化や食事の基本も自然に子どもたちに伝えることができます．

　最近では食事の準備にゆっくり時間をかけられない家庭も多くみられます．電子レンジや圧力鍋など，短時間で調理できる器具の利用や，時間の余裕があるときに多目に調理して，小分けにして冷凍するのも 1 つの方法です．

　調理済み食品を利用するときには，一度煮返したり，湯通しして，味やかたさの加減をします．またパックのまま食卓に出すようなことはしないで，器に盛りつけるなど，ひと手間かけて**家族の好みの食卓**にしましょう．

　家族そろっての食事には多くのメリットがあることを理解して，各自が好むものだけを別々に食べたり，テレビに夢中になって料理を味わうことがなかったり，携帯電話のメールをしながら会話のない食事をすることがないように，周りのおとなは気をつけましょう．

2 家族が同じ献立の食事を

　家族は年齢の異なるメンバーで構成されていますが，1 つの**基本の献立を各人に合わせた食事にする**のはむずかしいことではありません．

　おとなの食事をベースに，離乳食，幼児食にアレンジしてみましょう（**表 5-1**）．

　月齢や年齢によって，発育発達の機能に合った食物の大きさ，やわらかさ，味つけ，分量に変えます．離乳期の前半には調味せず，素地だけの味でよいでしょう．

　分量は，1～2 歳児はおとなの約 1/2 の量，3～5 歳児はおとなの 2/3 の量くらい，と考えればよいのです．乳幼児期の子どもは食欲に個人差が大きいので，あくまでも目安にしてください．

表 5-1　おとなの食事と

	成人女子（身体活動レベル：低い）献立例			
		献　立	材　料	1人分分量（g）
朝6時				
朝食		ごはん	精白米	80
		みそ汁	み　そ	15
			わかめ	2
			油揚げ	5
			出　汁	180 mL
		卵焼き	卵	50
			ね　ぎ	10
			砂　糖	4
		大根おろし	だいこん	35
		酢の物	カリフラワー	40
			酢，砂糖	4, 2
		焼きのり	の　り	2
午前10時				
昼食12時		オープンサンドイッチ	フランスパン	100
			クリームチーズ	30
			サラダな	10
			黒ごまペースト	
			｛黒ごま	5
			はちみつ	7
			ミニトマト	40
		ミルクティ	牛乳	150 mL
			紅茶	50 mL
午後2時（間食午後3時）		くずきり	くず（ゆで）	50
			黒　蜜	20
夕食午後6時		あさりごはん	精白米	80
			あさり水煮	10
			ご　ま	5
			あさつき	少々
			塩	0.5
			酒，しょうゆ	5, 2.5 mL
			しょうが汁	1 mL
		野菜椀	生しいたけ	5
			ごぼう	10
			たけのこ	10
			だいこん	20
			みつば	5
			出　汁	150 mL
			塩	0.8%
			しょうゆ	（うち1/4はしょうゆ）
		南蛮漬け	ししゃも	50
			植物油	10
			酢，しょうゆ	2, 0.5
			砂　糖	3
			ねぎ，赤唐辛子	少々
		塩もみ	か　ぶ	40
			かぶの葉	20
			塩	0.6
		フルーツ	キウイフルーツ	50
午後10時				

※はちみつは離乳食には使えません.

つくり方

オープンサンドイッチ

①薄切りにしたフランスパンにサラダなをしき，クリームチーズをのせる.

②同じく薄切りフランスパンに黒ごまとはちみつを合わせたものをぬる.

あさりごはん

①あさりの水煮に塩，しょうゆ，酒，しょうが汁，水少々を加えて煮る.

②蒸らしたご飯に①を混ぜる．ごまと小口切りにしたあさつきをちらして盛りつける.

野菜椀

①野菜類はせん切りにし，ごぼうは水にさらしてアクを抜いておく.

②出汁で具を煮て，やわらかくなったら味つけをする．みつばをあしらって盛りつける.

南蛮漬け

①ししゃもに軽く塩をして水気をふき取り，かたくり粉をつけて油でからっと揚げる.

②調味料を合わせ，揚げたてのししゃもを漬け込む．白髪ねぎ，赤唐辛子の小口切りを飾って盛りつける.

成人女子（低い）	栄養価
エネルギー　（kcal）	1,730
たんぱく質　　（g）	57
脂　質　　　　（g）	46.6（24%）
カルシウム　（mg）	725
鉄　　　　　（mg）	12.1

※（　）内数字：脂肪エネルギー比率

子どもの食事

3〜5 歳児 （おとなの約 2/3 量）			1〜2 歳児 （おとなの約 1/2 量）			離乳完了期：12〜18 か月ころ （おとなの約 1/3 量）		
献 立	材 料	備 考	献 立	材 料	備 考	献 立	材 料	備 考
ごはん みそ汁	精白米 み そ わかめ 油揚げ	汁は 1/2 量， 味は 2/3 に ◑ わかめと油 ◑ 揚げは 1 cm 長さに	ごはん みそ汁	精白米 み そ わかめ 油揚げ	汁は 1/3 量， 味は 2/3 に ◑ わかめと油 揚 げ は 5 mm 長さに ◑	ごはん みそ汁	精白米 み そ わかめ （刻む）	汁は 1/3 量 ◑ に 味は 1/2 に
卵焼き	卵 ね ぎ 砂糖		卵焼き	卵 ね ぎ 砂糖		卵焼き	卵 ね ぎ 砂糖	
大根おろし 酢の物	だいこん カリフラ ワー 酢，砂糖	酢と砂糖は ◑ 各 1/2 に	大根おろし 酢の物	だいこん カリフラ ワー 酢，砂糖	酢と砂糖は ◑ 各 1/2 に	大根おろし 酢の物	だいこん カリフラ ワー 酢，砂糖	酢と砂糖は ◑ 各 1/3 に
焼きのり	の り		焼きのり	の り		牛 乳	牛 乳	200 mL
			キウイ フルーツ 鉄強化 ビス 　ケット	キウイ フルーツ	1/2 個	キウイ フルーツ 鉄強化 ビス 　ケット	キウイ フルーツ	1/3 個
オープン サンド イッチ	食パン クリーム 　チーズ サラダな 黒ごま ペースト [黒ごま はちみつ ミニトマト		オープン サンド イッチ	食パン クリーム 　チーズ サラダな 黒ごま ペースト [黒ごま はちみつ ミニトマト		フレンチ トースト ミニトマト	フランス パン 牛乳，卵， 黒砂糖 バター， ココア	
ジュース	りんご ジュース		ジュース	りんご ジュース		ジュース	りんご ジュース	
きな粉 バナナ 牛 乳	バナナ きな粉 牛 乳	1/2 本 100 mL	きな粉 バナナ 牛 乳	バナナ きな粉 牛 乳	1/2 本 100 mL	きな粉 バナナ 牛 乳	バナナ きな粉 牛 乳	1/3 本 100 mL
あさり ごはん	精白米 あさり水煮 ご ま あさつき 塩 酒，しょうゆ	あさりは 1/2 に切る	あさり ごはん	精白米 あさり水煮 ご ま あさつき 塩 酒，しょうゆ	あさりは刻 む	軟 飯	精白米	
野菜椀	生しいたけ ごぼう たけのこ だいこん みつば 出 汁 塩，しょうゆ	野菜はやわ らかく煮る 量は各 1/2 ◑ に 味は 2/3 に	野菜椀	生しいたけ ごぼう たけのこ だいこん みつば 出 汁 塩，しょうゆ	野菜はやわ らかく煮る ◑ 量は各 1/3 に 味は 2/3 に	野菜椀	生しいたけ ごぼう たけのこ だいこん みつば 出 汁 塩，しょうゆ	野菜は 1 ◑ cm 長さ， やわらかく 煮る 量は各 1/3， ◑ 味は 1/2 に
南蛮漬け	ししゃも 植物油 酢，しょうゆ 砂糖 か ぶ かぶの葉 塩	ししゃもは 1 尾を 3 つ くらいに切 る	南蛮漬け	ししゃも 植物油 酢，しょうゆ 砂糖 か ぶ かぶの葉 塩	ししゃもは 1 尾を 4 つ くらいに切 る 刻む 刻む	南蛮漬け 塩もみ	鮭（水煮缶 詰） 植物油 酢，しょうゆ 砂 糖 か ぶ かぶの葉 塩	細かく切る 刻む 刻む
塩もみ			塩もみ					

備考欄：成人女子の献立に対する割合を示す.
（例）◑…分量が 1/2，◑…味つけが 1/3

表 5-1

		成人女子（身体活動レベル：低い）献立例			離乳後期：9～11か月ころ		
		献立	材料	1人分分量（g）	献立	材料	備考
朝6時					乳汁	母乳またはミルク	200 mL
朝食		ごはん	精白米	80			
		みそ汁	みそ	15			
			わかめ	2			
			油揚げ	5			
			出汁	180 mL			
		卵焼き	卵	50			
			ねぎ	10			
			砂糖	4			
		大根おろし	だいこん	35			
		酢の物	カリフラワー	40			
			酢，砂糖	4, 2			
		焼きのり	のり	2			
午前10時					おかゆ	精白米	
					卵焼き	卵	ねぎは，みじん切り
						ねぎ	
						砂糖	
					大根おろししらす和え	だいこん	
						りんご	
						しらす	
					サラダ	カリフラワー	
						マヨネーズ	
					乳汁	母乳またはミルク	50 mL
昼食12時		オープンサンドイッチ	フランスパン	80	キウイフルーツ	キウイフルーツ	1/4個（刻む）
			クリームチーズ	30			
			サラダな	10			
			黒ごまペースト				
			｛黒ごま	20			
			はちみつ	22			
			ミニトマト	40			
		ミルクティ	牛乳	150 mL			
			紅茶	50 mL			
午後2時（間食午後3時）		くずきり	くず（ゆで）	50	チーズパンがゆ	フランスパン	中身のみ
			黒蜜	20		牛乳，チーズ	
						黒砂糖	
					ミニトマトソテー	ミニトマト	
						バター	
					ジュース	りんごジュース	
夕食午後6時		あさりごはん	精白米	80	おかゆ	精白米	
			あさり水煮	10			
			ごま	5			
			あさつき	少々			
			塩	0.5			
			酒，しょうゆ	5, 2.5 mL			
			しょうが汁	1 mL			
		野菜椀	生しいたけ	5	野菜椀	だいこん	だいこん5mm長さ
			ごぼう	10			みつば5mm長さ
			たけのこ	10		みつば	量は各1/4
			だいこん	20			に
			みつば	5		出汁	味は1/3に
			出汁	150 mL		塩，しょうゆ	みじん切り
			塩	0.8%（うち1/4はしょうゆ）			
			しょうゆ				
		南蛮漬け	ししゃも	50	南蛮漬け	鮭（水煮缶詰）	
			植物油	10		植物油	
			酢，しょうゆ	2, 0.5		酢，しょうゆ	
			砂糖	3		砂糖	
			ねぎ，赤唐辛子	少々			
		塩もみ	かぶ	40	塩もみ	かぶ	一度水洗いして絞り，細かく切る
			かぶの葉	20		かぶの葉	
			塩	0.6		塩	
午後10時					乳汁	母乳またはミルク	200 mL

116

つづき

献　立	材　料	備　考	献　立	材　料	備　考
離乳中期：7～8か月ころ			離乳初期：5～6か月ころ		
乳　汁	母乳または ミルク	200 mL	乳　汁	母乳または ミルク	200 mL
おかゆ 卵焼き 大根おろし しらす和 　え 煮　物 乳　汁	精白米 卵 砂　糖 出　汁 だいこん りんご しらす カリフラ ワー 母乳または ミルク	卵は中まで しっかり加 熱 100 mL	おかゆ カリフラ 　ワー トマト 　つぶし 乳　汁	精白米 トマト 母乳または ミルク	カリフラ ワーはゆで てつぶす 味はつけな い トマトは皮 をとりつぶ す 200 mL
キウイ フルーツ	キウイ フルーツ	1/5個（つ ぶす）	ジュース	りんご ジュース	30 mL
乳　汁	母乳または ミルク	200 mL	乳　汁	母乳または ミルク	200 mL
おかゆ 鮭と野菜の 　汁物 ごまあえ 塩もみ 乳　汁	精白米 鮭（水煮缶 詰） だいこん みつば 塩，しょうゆ ふ かぶの葉 すりごま か　ぶ 母乳または ミルク	鮭は身をほ ぐす 野菜は刻む 量は1/5に 味は1/6に かぶの葉は ゆでて刻む 一度水洗い して絞りみ じん切り 200 mL	乳　汁	母乳または ミルク	200 mL
乳　汁	母乳または ミルク	200 mL	乳　汁	母乳または ミルク	200 mL

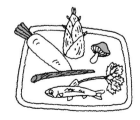

B 児童福祉施設における食事と栄養

　児童福祉施設は，児童福祉法を根拠法令とした児童（保護者を含む）を，心身ともに健やかに育成することを目的とした施設です（**表**5-2）．その目的をはたすための保育には，子どもの健康維持や食育が含まれています．したがって保育を下支えする施設の食事は，子どもの健やかな発育・発達を目指し，子どもの食事・食生活を支援するものであることが必要です．

　子どもが将来，健康に生活していけるようにするには，子どものころからの食習慣の形成や食文化継承など，総合的な知識やスキルが必要です．その概念を**図**5-1に示します．その中で，次の4つの柱を基本に，厚生労働省から児童福祉施設へさまざまな栄養・食事計画，食事提供に関する法律やガイドラインが通知されています．

　　○心と身体の健康確保
　　○安全・安心な食事の確保
　　○豊かな食体験の確保
　　○食生活の自立支援

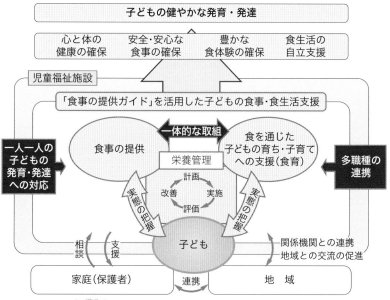

図 5-1　児童福祉施設における食事提供の考え方
　児童福祉施設においては，これらの点に配慮し，「心と体の健康の確保」，「安全・安心な食事の確保」，「豊かな食体験の確保」，「食生活の自立支援」を目指した子どもの食事・食生活の支援を行うことで，ひいては，子どもの健やかな発育・発達に資することを目指すことが大切である．
（厚生労働省：児童福祉施設における食事の提供ガイド，2010）

表5-2　児童福祉施設の種類と食に対する目的 （おもな施設を例示）

	施設の種類	対象児童の特徴	施設の目的	給食の目的
通所	保育所	病気，就労，出産，そのほか，さまざまな理由による就労などの理由で，家庭で保育に欠ける新生児～幼児	年齢や，子どもの発育・発達など個人差などを考慮したうえで保育を行い，かつ不安や悩みを抱える保護者を支援する	保育として食育の媒体であるとともに，子どもの発育・発達に適応した食事の提供により，健康を維持する
	児童発達支援センター	身体に障害のある児童，知的障害のある児童または精神に障害のある児童（発達障害児を含む）	日常生活における基本的動作の指導，独立自活に必要な知識技能の付与または集団生活への適応のための訓練および治療を提供する	摂食能力や意欲に合わせ，発育・発達に応じた食事を提供し，心身の健康維持を支援する
入所	乳児院	児童虐待や家庭問題による養育者の不在，児童自身の障害などの，おもに1歳未満児	乳児の健康を維持・増進し，心身ともに健全な子どもに養育する	発育・発達に適応した授乳や離乳食の提供により，規則的におなかがすくリズム，穏やかな心と健康を維持する
	児童養護施設	乳児を除き，保護者のない児童，虐待されている児童，そのほか環境上養護を要する児童	児童の健康を維持・増進，情緒を安定させ，十分に活動できるようにする，また退所後の支援も視野に入れた自立支援を行う	発育・発達に適応した食事により心身の健康を維持するとともに，食育や自立支援の一環として食を営む能力を支援する
	障害児入所施設	身体に障害のある児童，知的障害のある児童または精神に障害のある児童（発達障害児を含む）	保護，日常生活の指導，独立自活に必要な知識技能の付与および治療を行う	障害に配慮し，発達・発育に適応した食事提供を行い，心身の健康を維持するとともに，食育や自立支援の一環として食を営む能力を支援する
入所／通所	児童心理治療施設	家庭環境，学校での交友関係その他の環境上の理由により社会生活への適応が困難となった児童	社会生活に適応するために必要な心理に関する治療および生活指導を主として行い，あわせて退所した者について相談その他の援助を行う	対象の児童の心理面や環境等に配慮し，発育・発達に応じた食事を提供し，心身の健康維持を支援する
	児童自立支援施設	不良行為をなし，またはなすおそれのある児童および家庭環境その他の環境上の理由により生活指導等を要する児童	個々の児童の状況に応じて必要な指導を行い，その自立を支援し，あわせて退所した者について相談その他の援助を行う	児童の心理面や環境に配慮し，心身の健康維持および食育や食の自立を目指し食を営む能力を支援する

またそのほか食に関しては，**表 5-3** のように法律や通知などが施設に示されているので，法令順守という観点から，施設職員の専門性に合わせて適切に業務に組み入れる必要があります.

表 5-3　児童福祉施設として順守する法令や通知（食に関する部分）

法令や通知	おもな内容
児童福祉施設の設備及び運営に関する基準	児童福祉施設として最低維持すべき基準が施設別に示されており，食に関しては，配慮事項，食育をもとにした食事提供，自立支援の実施が示されている
健康増進法	給食施設の食事提供は，栄養管理を行う義務を明記し，その方法を「栄養管理の基準」として示したもの
食育基本法	「食」に関する取り組みを推進することが示されている
保育所における食育に関する指針　（p.102 参照）	保育所での食育の概念と実践方法が示されている
授乳・離乳の支援ガイド　（p.62 参照）	乳児の授乳や離乳食の与え方と手順が示されている
児童福祉施設における食事の提供ガイド	施設の食事づくりの概念と手順が具体的に示されている
障害者自立支援法に基づく障害福祉サービス	障害児施設において，児童の残った機能を維持して自分で食べることを支援することが示されている

1

保 育 所

保育所は，保護者の就業や病気，そのほかの理由で日中十分に保育に従事できない家庭に対し，子育て支援を行う児童福祉施設です．保育所をはじめとする児童福祉施設では，そこで提供される食事が，入所する子どもの健全な発育・発達や健康状態に大きな影響を与え，加えて望ましい食習慣や生活習慣形成の基盤になるなど，大変重要な意味をもっています．

また昨今の「食」を取り巻く事情をふまえ，施設での食事の提供と食育を一体的な取り組みとしてとらえています．それは施設で給食を食べること自体が「食育」（栄養教育）であり，子どもにとっては一回一回の給食が「体験を積み重ねる」場であると考えられているからです．保育所に入所する子どもは 0 歳から 6 歳までと年齢が幅広く，また，同じ年齢児であっても個人差も大きいことが特徴としてあげられます．食事の提供にあたっては，とくに離乳食，アレルギー，体調不良の子どもなどについて個別の配慮と対応が求められています．

●栄養，食事の考え方

保育所では次のような目標をもって給食が運営されることが望まれます.

○心身の健全な発育・発達のために必要な栄養を取り入れる.

○栄養バランスのとれた食事をとおして食品の組み合わせ方や選び方に気づく.

○幅広い食品や料理を体験し, 受け入れられる食物を豊富にしていく.

○規則正しい食事時間や食事量から食事のリズムを身につける.

○仲間と一緒においしく楽しく食べることの大切さを知る.

○手洗いやあいさつ, 姿勢や箸使い, マナーなどの望ましい習慣を身につける.

なお保育所における食育に関する指針には, 子どもの年齢, 月齢に対応した詳細な食育のあり方が示されています. 参考にして下さい（巻末付表 p.159 参照）.

次に保育所給食の栄養管理について具体的に示します. 保育所における給食は, 調乳, 離乳食, 3 歳未満児食（1～2 歳児食）, 3 歳以上児食（3～5 歳児食）に分類され, それぞれの対象児に適した調理により給食を行います. 幼児食は昼 1 回とおやつ 1 回または 2 回を提供することが一般的ですが, 保育時間の延長によりさらに間食が提供される場合もあります.

給与栄養目標量は, 日本人の食事摂取基準（巻末付表 p.152 参照）の性・年齢・月齢・区分ごとに示されたエネルギーや栄養素の数値に基づ

表 5-4　2 か月児から 3～5 歳児の食事計画（参考）

授乳:　離乳食:　幼児食:　間食:

表 5-5　保育所における給与栄養目標量の例

1～2 歳児の目標量

| | エネルギー (kcal) | たんぱく質 (g) | 脂 質 (g) | 食物繊維 (g) | ビタミン | | | | カルシウム (mg) | 鉄 (mg) | 食塩相当量 (g) |
					A (μgRAE)	B₁ (mg)	B₂ (mg)	C (mg)			
1 日当たりの摂取基準	950	31～48	21～32	7	400	0.5	0.6	40	450	4.5	3
園での目標量※	475	15～24	11～16	3.5	200	0.25	0.3	20	225	2.3	1.5

※昼食と間食で 1 日の必要量の 50％をとれるようにした場合（間食は 10 時と 3 時に）
※食物繊維は 1000 kcal あたり 7～8 g 程度を目安とする.

3～5 歳児の目標量

| | エネルギー (kcal) | たんぱく質 (g) | 脂 質 (g) | 食物繊維 (g) | ビタミン | | | | カルシウム (mg) | 鉄 (mg) | 食塩相当量 (g) |
					A (μgRAE)	B₁ (mg)	B₂ (mg)	C (mg)			
1 日当たりの摂取基準	1,300	42～65	29～43	8	500	0.7	0.8	50	600	5.5	3.5
園での目標量※	585	19～29	13～20	3.6	225	0.32	0.36	23	270	2.5	1.5

※昼食と間食で 1 日の必要量の 45％をとれるようにした場合
※主食として家庭より米飯を持参する園もある.

いて算出されます．各園では園児の男女別，身長や体重，カウプ指数などの分布状況から園独自の数値を算出したうえで給食の計画が行われます．1 つの例として給与目標量を紹介します（表 5-5）.

　乳幼児期は発育・発達がめざましいため，子どもの発育・発達状況，栄養状態の状況を踏まえ，給与栄養目標量の定期的な見直しを行います．また，障害や疾患を有する場合には，特定の目標量にとらわれず，毎月の身体計測の結果による成長曲線の変化，運動量や健康状態などをアセスメントして，その評価から一人ひとりに対応する栄養管理を行うことが求められています．そのためには保育士，栄養士，看護師，調理員らの多職種連携が欠かせません.

　献立作成の実際は，食品群別の食品構成表を目安にして栄養バランスのよい献立が作成されます．3～5 歳児食を基本献立に，食材の量を加減することで 1～2 歳児の食事を，また同じ食材をやわらかく煮込んだり，刻むことで離乳食に調整することができます（表 5-1 参照）.調理にあたっては食品衛生システムにより，食中毒などの事故を未然に防ぐように細心の注意がはらわれます（次項参照）.

　乳児については，月齢に応じて育児用ミルクと離乳食の量や回数を適宜に組み合わせ，1 歳になるころには幼児食に移行できるようにします．離乳食の進め方については，個人差が大きいため，一人ひとりについて計画を作成します．食品の大きさや形，やわらかさがその子どもの

咀嚼機能に適切かどうか，また次のステップにすすめるタイミングなどについて保育士，栄養士，調理員らの情報交換が必要です（離乳の進め方の詳細については p.63 参照）．離乳食の上手な介助（食べさせ方）は子どもの食べる意欲を促し，噛む力，飲み込む力を育み，さまざまな食品を体験させることができるなど，とても重要な役割を担っています．直接かかわる担任保育士や保護者の理解と技術にかかっています．

食事内容は食育の一環です．保育士は給食側へのおまかせでなく，自身も食に興味をもって楽しみながら子どもとともに食べ，食事を評価してみましょう．また給食側の栄養士・調理師も子どもたちの食べる場に接することで，献立や調理法，盛りつけや食具などの問題点がみえてきます．遊びの姿は食欲の把握につながるでしょう．子ども一人ひとりへの対応は，こうした連携や職種の枠を超えた働きかけなくしては実現しません．

保護者は子どもの「食」についての悩みも多く，積極的な支援が必要です．保育所での子どもの食事の様子や「食育」への取り組みの状況を知らせることで，食への関心を高めてもらうことも必要です．家庭とのつながりは，子どもの体調や食欲を知るうえで，双方にとっても重要です．とくに離乳食の進め方や幼児食に移行する時期には，その子どもの体験した食品の種類，形状やかたさなどを確認しあい，アレルギーの有無や飲み込み，食具の使いこなしなど，情報の共有が子どもの発達の手助けとなります．そのためには連絡帳の活用が基本です．前述の給食に求められる目標も家庭の協調や理解があってこそ達成できる事項といえます．とりわけ食事リズムは生活リズムと深くかかわっていることから，早寝早起きなどの習慣づけは保護者への強い要望事項として繰り返し連絡しておくべきでしょう．

●食中毒予防のための衛生管理

最近の日本の**食中毒**の発生状況は，年に 1,000 件程度です．原因はカンピロバクターという細菌と，アニサキスという寄生虫，ノロウィルスによるものが全体の 70%以上を占めています．保育所の給食などが原因による事件数は，2021（令和 3）年では 5 件でしたが，1 件当たりの患者数が 38.2 人と多いのが特徴といえます．

乳幼児は，食中毒や感染症に対する抵抗力が弱く，感染拡大や重症化しやすい傾向があるため，保育所における給食の衛生管理はきわめて重要です．給食の実施にあたっては，厚生労働省が調理過程における重要管理事項等について示した「大量調理施設衛生管理マニュアル」に基づいて，衛生管理を徹底することとされています．

厚生労働省の食中毒予防の三原則は, 食中毒菌を「つけない」「ふやさない」「やっつける」ことです. 菌は身の周りのあらゆるところに存在するため, 衛生管理のわずかな油断が食中毒に繋がります. それをふまえて, 次のような注意事項について, 日々点検を行うことが大事です.

　　○給食従事者の健康状態, 手指の洗浄と消毒, 白衣・帽子・マスクの着用

　　○水の安全性, 原材料の賞味 (消費) 期限, 生鮮食品の納品量, 保管管理時の温度の記録

　　○加熱調理食品は, 中心部温度 75℃で 1 分以上の加熱
　　　 (ノロウィルス汚染のおそれがある食品の場合, 85〜90℃で 90 秒間以上)

　　○二次汚染防止のための器具用具の衛生や使い分け

　　○調理品の一時冷却 (10℃以下), 一時保温 (65℃以上) による管理

　　○調理後 2 時間以内の供食

　また, 食中毒が起きたときの原因究明に備え, 原材料と調理済み食品を各 50 g ずつ 2 週間冷凍保管する義務があります.

　保育者は, こうした衛生管理を理解し, 食事の場面やクッキング保育の際の食中毒予防に努めましょう.

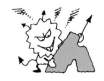

あらゆるところに菌はいます
細菌を食べ物に「つけない」→手洗い, 調理器具の洗浄・消毒
食べ物に付着した細菌を「ふやさない」→適正温度での保管, 調理後のすみやかな喫食
食べ物や調理器具に付着した細菌を「やっつける」→加熱殺菌

図 5-2　食中毒予防の基本

2
そのほかの
児童福祉施設

　児童福祉施設は, 保育所だけではありません. 保育士がかかわる子どもたちは, さまざまな理由で施設に入所・通所しています.

　施設で提供される食事や栄養・健康管理は, 施設の保育・養護の目標を下支えするものです. 施設の食事の目的は, 施設によって異なる部分はありますが, 大きく分けると次の 5 つがあげられます.

　　○一人ひとりの子どもの発育・発達・栄養状態に見合った栄養量の補給をする.

　　○楽しく食べ, 心休まる体験を積み重ねる.

　　○将来の自立に向けた, 食事を含めた体験を積み重ねる.

　　○虐待を受けた子どもに対しては, 心が安らぐコミュニケーションができるよう工夫する.

○障害児のための施設では，個別の障害児の栄養・健康状態の維持を目的に，障害の程度に合わせて，残った機能を有効活用させるなどのケアを行う．

●乳児院

おもに原則 1 歳未満の乳児を入院させて養育し，併せて退院した者も含めて援助を行う施設です．近年，この施設への入所理由は，育児放棄や虐待による保護によるものが多いため，十分な栄養が与えられていない乳児には，発育・発達や心の形成が良好でない事例が多くみられます．

そのため，入院から退院までのあいだには，できるだけ早く良好な栄養・健康状態に回復させ，適切な養育を行う必要があり，授乳や離乳食の面では次の配慮が必要です．

① 入所時の対応

入所からの授乳や離乳食の内容は，給食担当者が考えればよいというのは間違いです．入所時対応は，乳児院での授乳や離乳食の与え方の方針を考えるのに重要ですから，保育士は，食事の提供を担当する管理栄養士・栄養士・調理員と，保育を担当する保育士・看護師・臨床心理士などの職員とで，内容を共有化するしくみ（情報把握方法，記録簿，給食委員会）をつくるとよいでしょう．入所時の子どもの状況把握内容により養護の方針や食べ方の段階がわかり，授乳や離乳食の方針が決まります．日々の職種間の情報交換や，乳児一人ひとりに応じた調整を**給食委員会**によって一定期間ごとに見直しを行うことが質のよい保育につながります．

表 5-6　　入所時の把握から授乳や離乳食の決定手順（例）

1．授乳や離乳食の状況	ケースワーカーや家族などからの情報より，アレルギーの有無などの入所前の家庭での食に関する状況を把握する 情報源には，病院での看護記録などの記録もあるので，閲覧や情報が得られるようなシステムをつくり，アセスメントできるようにする
2．乳汁・離乳食の与え方の検討	対象児情報をもとに，入所後の授乳や食事について，乳児に適切な方法を検討する
3．身体的な障害などの把握	低出生体重児や発達遅滞，発達障害，身体的な障害などがある場合は，それらの事由を加味する．緊急入所などで情報が得られない場合は，身長，体重，月齢などから判断し，その後は，実際に食べている様子などから再調整する
4．授乳・離乳食の進め方の進度を決定	授乳・離乳食の進め方のランクおよびその形態や栄養量などの目安の基準を取り決め，一人ひとりに合うように調整していく
5．授乳・離乳食の進度別の基準を 1 日単位で段階別に決める（管理栄養士のもと）	授乳：1 回のミルクの量と回数 離乳食：離乳時期，主食・副食の量，内容，形態（やわらかさ，きざみ方の程度など）

（厚生労働省：児童福祉施設における食事の提供ガイド，2010 を一部改変）

入所時の把握内容や授乳や離乳食の決定状況は，**表5-6**に示したような手順で進めるとよいでしょう．

　授乳・離乳食（食種）別の基準は，教科書どおりに決めればよいものではありません．また乳児院の授乳や離乳食などの食事の費用は，食品の材料費だけではなく，つくる人の人件費や施設維持費など施設の経営状況に応じ，食事に使える予算が決められています．保育士は，施設の予算を把握したうえで，かつ入所する乳児の授乳や離乳食の内容を管理栄養士や栄養士の専門的知識を得て，「授乳・離乳の支援ガイド」や「日本人の食事摂取基準」などを参考に，施設の給食施設の条件（給食や配食の設備・栄養士の有無や調理員数などの人数・食事提供に要する予算等）を考慮し，内容を決めます．授乳や離乳食を検討する際，よい栄養管理をするには適切なお金をかける必要があります．家庭の家計管理によくみられる「やりくり上手」で安ければよいという価値観を示すのは，専門家としての質を問われます．授乳や離乳食による栄養管理の検討は，子どもの健康回復など授乳・離乳食に期待した効果の達成度と予算を合わせて，管理栄養士・栄養士などと話をすると建設的です．

② 授　　乳

　乳児期の**授乳**は，十分な乳汁を与えることです．空腹時に十分飲んで生理的な満足感を得ることの繰り返しは，授乳のリズムを形成します．そして，幼児期になるとおなかが空くリズムが整い，規則的な食事時間に食欲が出るようになります．授乳のリズムを確認するために，子どもごとに成長曲線や生活状況，授乳記録が記載された帳簿を準備し，記録しておくと個々の子どもの状況を，ほかの保育者と共有できます．

　授乳は，心の発達も促します．やさしく微笑み，目を見ながら授乳を行いましょう．授乳時に感じるアイコンタクトや，やさしい声かけ，肌のぬくもりなどの刺激は，信頼する保育者の存在を感じ，心の安定を築き，その積み重ねが愛着関係を形成します．保育士はこれらを理解し養育することで，今後の子どもたちの生きていくプロセスを順調に歩む心と健康に生きる力を育成することになります．

③ 離乳期の食事

　個々の子どもの発育や発達に合わせて離乳を開始します．口に食物を入れて噛み，飲み込む一連の動きは，**吸てつ反射**（唇に触れるものがあると何でも吸おうとする動き）のように生まれながらに備わったものではなく，生活体験の積み重ねがトレーニングとなり，固形物を食べることができるようになります．離乳のプロセスを段階的に習得しておかないと，噛まない，飲み込めないなど，健康上の問題だけでなく，家庭での虐待や育児放棄再発の火種となることがあります．離乳食の進め方は

表 5-7　授乳や離乳食の管理手順

手　順	授　乳	離乳食
1．乳児個々の離乳食の計画書を作成する	「授乳・離乳の支援ガイド」を基礎に，乳児個々の発育・発達状態により授乳または離乳食計画を作成する．さらに実際の食事の状況をみながらステップアップをはかるための計画書を作成する（管理栄養士など多職種と連携のうえ，作成する）	
2．施設の授乳や離乳食の進度別の内容の基準を作成する	食事摂取基準の目安量を参照して，1回の授乳量×回数による1日の授乳量の目安となる基準量を，月齢別に定めておく	「授乳・離乳の支援ガイド」を基礎に，施設で提供する離乳食の食事の進度基準を作成する
3．授乳・離乳食の種類を決定する	個々の飲み方や発育状況を，成長曲線や体格指数などにより授乳の基準量を決める	乳児の状況に合った進度を選択する
4．食事介助の時間確保を調整する	複数名の乳児を預かる乳児院では，授乳や離乳食は，個々に時間差をつけるなど工夫して食事介助時間を確保する．介助者が子どもの傍らに寄り添い，ゆったりとした雰囲気のなかで無理強いせず，食事がおいしく，楽しいと思えるような食事時間を確保できるよう調整する	
5．量や形状などの微調整をする	授乳量は，それぞれの乳児に合わせて増減させ，決める	個々の乳児の摂食能力に合うよう調整して決める
6．モニタリング	成長曲線，授乳量や飲む様子を記録しておく	成長曲線，摂食量や食べる様子を記録しておく
7．授乳量や食事内容が適切か評価する	摂取量や飲み方，体格，機嫌などから，授乳量や方法などの問題点の抽出と改善策を検討する	食事内容や食べ方，食種の変更，進度停滞時の原因や解決策を検討する
8．特別な配慮の必要な場合の対応	医師，理学療法士，作業療法士，言語聴覚士などと連携し，摂食機能の発達（咀嚼や嚥下などの状態）に合わせた調理形態（やわらかさ，大きさ，水分量など）の調整指示を検討し，摂食時の支援方法を検討する	

(厚生労働省：児童福祉施設における食事の提供ガイド，2010 を一部改変)

　　個人により早い遅いがありますが，トレーニングですから1つひとつ確認して進めます.

　　授乳や離乳食の管理手順は**表 5-7** のように進めます.

　　保育士が，管理栄養士・栄養士・調理員とよくコミュニケーションをとり，全員で子どもたちの授乳・食事時間の様子をみることができるように配慮することも，子どもに合った献立や特別な配慮が可能になる方法の1つです．給食担当者は，毎回子どもを観察することはむずかしくても，時折情報交換を兼ねて保育室を廻るといいでしょう.

●児童養護施設

① 入所児童の特徴

　児童養護施設の入所理由は，親自身の病気や経済的理由，親からの虐待など，何らかの理由で家庭生活をつづけることができない場合が多く，近年は障害などをもつ子どもの入所も増えています．

　子どもにとって家庭は安心して家族と生活することが自然な暮らしですが，それができない苦悩は計り知れないものです．心と体の成長において，みたされない愛情と，生きることへの不安は，食事の場面に表れる場合が多く，特定の食品しか食べない，一度に大量に食べる，食事を食べない，特定の食品を異常にいやがるなどの行動がみられます．入所して間もないころには，環境の受け入れがむずかしく，施設の食事が食べられないこともあります．入所後，生活に慣れ，情緒が安定し，信頼関係ができてくると，施設の定食スタイルの食事が食べられるようになることもあります．

　心穏やかに施設のスタッフなど他者を信頼するきっかけとなるよう，個々人の状況に合わせた配慮が必要になります．

② 栄養・食事の考え方

　児童養護施設の食事の場は，栄養補給の場，コミュニケーションの場，食育や食文化を体験する場など多機能です（**表 5-8**）．

表 5-8　児童養護施設の食事の機能

1．心と身体の健康を維持して元気を継続する
2．保育者とのつながりを確認し，安心して心穏やかに食事を楽しむ
3．家庭的な望ましい食事のモデルとして毎日の食事を味わい，バラエティに富んだ食事により豊かな食体験を積み重ねる
4．食文化を含む生涯の食生活において食を育む基礎となる体験をする

　施設の食事は，健康増進法により入所児童の栄養管理が義務づけられています．補給すべき栄養量は，子どもたちの成長と栄養状態などを確認したうえで，栄養士などにより決定され，毎日，バラエティに富んだ，品質のよい食事が提供されます．

　同じ種類と分量の食事を食べても，人によって栄養量の過不足は異なります．その判断は身体計測や観察によるので，栄養補給量を食事に転換する専門家である栄養士側と情報を共有する**しくみ**づくりが重要です．

　施設では，家庭の食事をめざすことが多いのですが，現実の家庭の食事の現状は，「調理時間の短縮」「一品豪華主義」「単品化」「野菜料理の

減少」「食事を準備しない」など，問題点をあげるときりがない状況です．施設の食事は，買い物から片づけ，食品の使いまわしなど，流れがみえづらい部分はありますが，毎日バラエティに富み，行事食などもあり，恵まれた食環境といえます．施設の食事を食べることによって，自然に「自分の食べるべき食品や料理の組み合わせと味」を，五感を使って体験学習を積み重ねることができます．これは重要な食の自立に役立つ基礎訓練となります．

家庭では孤食が問題になりますが，施設では孤食状態はありません．食べるときは話をしやすい機会があります．その積み重ねのなかで心を許せるおとながみつかり，自分の居場所が少しずつ感じられたときには，心を開くきっかけを導く場ともなります．そのほかにも施設で行われるバザーや，餅つきなど**ハレの日**＝行事に参加して，地域の人ともふれ合い，住む地域の産物やしきたりを知ることができます．子どものころに食べた物の香りや味は，おとなになってから思い出すものです．懐かしく思えたら，卒園生は食文化の伝承者になることでしょう．

児童養護施設では大舎制が多いのが実情ですが，家庭的養護を行うことを目指し，1棟5～6名程度の小規模ケアホームやグループホームのスタイルになっている施設が多くなりました．小規模ケアホームでは，幼児～高校生の縦割りの年代が，保育者とともに家族のように暮らします．家族と違うのは，家族関係がない集団ということです．台所で，保育士や児童指導員とともに調理や配膳をするなど，生活のなかで食事の準備から片づけまでの生活体験をさせながら，家庭と類似した構造で，落ち着いて保育士などとのかかわりを大切にすごすことができます．子どもたちの食事づくりのやりとりや食べ方を，保育士だけでなく施設にいる栄養士や管理栄養士も一緒に把握することにより，食の自立支援計画を実施する際には継続的な取り組みがうまくいくしくみになります．

③ **食の自立支援の考え方**

退所したあとの大半の人は，社会のなかで自立し，日常生活の衣食住，金銭面，健康面の管理能力が必要です．食生活の面では施設生活ではわからないことがたくさんあります．

食の自立支援には，次のような課題があります．

○生活費からどう食費を使ったらよいか．

○調理器具は何があればよいのか．

○1日の動きから，いつ食事を準備するか．

○買い物に行ったら献立をどうイメージして，スーパーで何を買ったらよいか．

○どう食材を使いまわすか．

表 5-9　食の自立支援システムの策定例（食事関係の部分を抜粋）

1．多職種協働で支援チームをつくる	情報共有や役割分担を決める
2．支援項目や内容の明確化	子どもが自分の体に関心をもち，健康な体を維持管理するための知識や調理技術の習得など，日常生活のなかでの支援項目や内容を示す
3．自立支援個別計画の作成	子どもの発達・発育に合わせた個別の目標に沿った計画を立て，誰が，いつ，どこで，どのように実施するか，プログラム具現化の方法を決める
4．モニタリング項目と方法を決める	どのくらいできるようになったか，様子，保育士などとのかかわり方など，記録すべき項目と時期を決める
5．計画を実施する	一定期間，各担当者の共通理解のもとにプログラムを実施する
6．モニタリング	個人別にモニタリング項目を記録する
7．目標どおりになっていたか評価するケース会議を行う	関係職種がそれぞれの目標達成度を報告し，食の自立の観点だけでなく，養護の観点なども含めて改善部分を検討する
8．改善のプログラムを作成する	前回の改善点をふまえ，次の段階に進み，ふたたび実施するなどの改善・前進プログラムを作成し，具現化作業を行う
9．退所までこのプログラムを進化・発展させ，子どもの能力をみる	個々の子どもの食の自立能力について，衣食住，金銭面，健康の領域での管理能力を総合したプログラムを進化・発展させて実施し，その記録を経験にして，いくつもの効果的な自立支援プログラムを構築していく

（厚生労働省：児童福祉施設における食事の提供ガイド，2010 より事例案を作成）

○どう調理の手順を考えたらよいか　など．

　無理のない食事づくりが自立を成功させるといっても過言ではないでしょう．食事づくりは規則的な生活と整理整頓が必要です．これができれば仕事の継続にもつながります．

　この**自立支援計画**は，食生活だけでなく，その子の入所理由や入所期間，先の就職やコミュニケーション能力など，さまざまな項目について総合的に社会で自立するための内容が計画され，実施，評価，改善を行っていきます．食生活はこれから順調に生活を継続できるかを決定づける能力ですから，栄養士・管理栄養士も自立支援計画のスタッフに組み込み，適切な手順や資料の専門的提案や実践の戦力にしましょう．

　小規模ケアの形態のときは，本体施設のスタッフと距離があり，情報が共有しにくくなるものです．生活面においては，保育士自身が予期しない問題や，自分の見ていないところで意外な子どもの行動が見えることがあります．ほかの年代担当の保育士や，他職種とも継続的に情報共有できるしくみをつくって，子どもの変化を確認しながら対応できるようにするとよいでしょう．

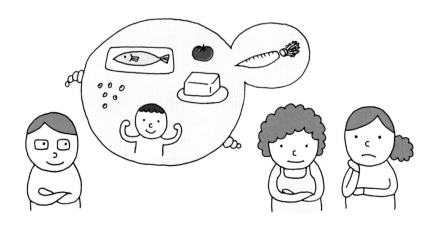

●障害児施設

　身体障害や知的障害など，障害をもつ子どもにおいても，食事は日常の健康維持・増進と心を育む体験の機会です．

　障害をもつ子どもには，摂食・嚥下障害のある子どもも多く，「楽しい食事の時間」の実現には，個々の子どもに対する障害の種類や食事に関する摂食・嚥下機能遅延の状況，日常の食事状況や栄養状態などを把握し，適切な食事内容や形状と食事介助などに特別な配慮が必要です．

① 家庭，医療機関，行政と連携しながら食の問題を解決する

　本来，健常児の食事内容の決定手順では，身体状況や栄養状態，日常の食習慣などから，管理栄養士などが食事摂取基準を参考に施設で提供する栄養補給量の目安を決めることができます．しかし障害児の場合，望ましい栄養摂取量の推定は，障害による身体活動の強さや疾患による栄養コントロール内容，摂食・嚥下能力などにより異なります．個別に適切な栄養補給が行われているかの判断は，施設の多職種が継続的に状況を把握し，さらに家庭・医療機関・行政とも連携しながら行い，食の問題を解決する必要があります．

② 地域で自立した生活ができるように，食をとおした自立支援を行う

　障害者の自立を支援する施策には，障害児支援の強化があります．児童福祉法を根拠法とした障害児施設にも，一人ひとりの栄養・健康状態の維持や食生活の質の向上をはかるための取り組みが求められています．これは保育士が単独で行うのではなく，医師，看護師，ケアワーカー，管理栄養士などの多職種が協力し，その子どもがもっている機能を育てる目標で設定した個別栄養計画に沿って行い，その効果を確認しながら目標達成を行うものです．

　嚥下困難なケースでは，筋力が弱く，神経伝達の順序の未発達から食

道の弁が閉まらず，食物の一部が肺に流れ込み，誤嚥性肺炎による死亡事故になることがあります．障害の程度は，医師の判断を仰ぎ，エックス線検査で実態を確認するなど，多職種との連携が必要です．施設の生活は，個人の幸せの目線から考え，質の向上を援助することが求められます．起きられないからといってベッドに寝たまま食事をするのではなく，できるだけ残存した機能を生かす援助をしましょう．今まで寝たまま食べるしかないとあきらめていたのに，ベッドから起き上がり自分で食べることができれば，きっと今までとは違う生きる実感が芽生えることもあるでしょう．障害は個々に違うので，その個人の幸せ感を共感しながら自立支援を行うことが理想です．

　食事は食べさせてもらうより，自分で食べたほうが満足感は高まります．食事の配慮は，自分でできるだけ食べられるように料理の種類や切り方，粘性や食具など，食べやすいように給食担当者と工夫し，実際の食事が適切であるか観察しましょう．また食事介助の時間も一人ひとりの子どもが食事を味わい，心安らぐ時間であるよう配慮し，状況を，管理栄養士など連携すべきスタッフにフィードバックするなど，情報の共有が必要です．

③ **特別支援学校などと連携した一貫性ある栄養・食生活支援を行う**

　障害児入所施設（福祉型・医療型），児童養護施設および児童自立支援施設に入所している子どもは，学校教育法による特別支援学校や小中学校などに通います．

　学校では給食も教育の一環として，さまざまな食べることに対する取り組みを行っています．支援にかかわる者は，学校の教員や栄養士などと連携し，学校側に子どもの食事の配慮情報を伝えておきましょう．また学校での食の取り組み情報をもらい，子どもには一貫した流れのある栄養・食生活支援を行うことが大切です．

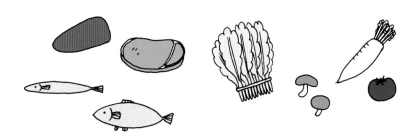

MEMO

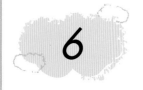

6 特別な配慮を要する子どもの食と栄養

　どんなに元気な子どもでも，体調をくずすことがあります．発熱，下痢，嘔吐，腹痛など，子どもの症状をみながら，食べ物を与えるかどうか，何を食べさせたらよいのかを判断することが大切です．

　基本的に食欲がないときは，無理に食事をすすめず様子をみるようにしましょう．もし発熱や下痢などの症状があっても，食欲があって機嫌がよければ，水分補給をしながら，普段どおりに食事をさせます．いずれにしても日ごろの子どもの状態をよく知り，体調の変化に早めに気づくことが大切です．

A 疾病および体調不良の子どもへの対応

嘔吐，下痢

　嘔吐が激しいときは食事を中止します．少し落ち着いて，食欲が出てきたら水分補給から徐々におもゆ，トロトロパンがゆなどを与え，次いで，つぶし湯豆腐や，すりおろしりんご，三分がゆなど，消化のよいものから与えていきます．離乳食の場合は，離乳の形態を一段階前に戻し，便の様子をみながら，もとの調理形態に戻していきます．

　保育所など，集団で食事中に子どもが嘔吐した場合，その子どもは別の場所に移動させ，ほかの子どもと隔離します．吐瀉物のついた食器の扱いには十分注意しましょう．使い捨てマスクとビニール手袋を着用して，食器類を処理します．食器の洗浄の際も，ほかの食器とは別に，あらかじめ殺菌処理をしてから洗浄します．菌が付着していると飛び散って，保育者やほかの子どもへの感染につながることがあります．

　下痢の場合でも機嫌がよく食欲があるときは，消化のよい食事を与え，様子をみます．**水分が失われる**ので，こまめに補給しましょう．湯ざまし，番茶，子ども用イオン飲料，薄めのりんごジュースなどを与えます．かんきつ系果汁，乳製品は下痢を悪化させることがあるので控えます．

　食欲もなく下痢症状がひどいときには，一旦食事を中止しますが，ミルクや母乳は普段どおり飲ませます．食事を中止すると体力がなくなり，回復力が落ちるので，下痢の回数が減り，食欲が出始めたら，なるべく早めにもとの食事に戻すようにします．小児科を受診する際に，症状をきちんと伝えられるように下痢の写真を撮って持参するのもよいでしょう．また下痢以外の症状の有無や，下痢が始まった時期，その前にとった食事の内容なども医師に伝えます．

発 熱

発熱は，子どもの病気では起こりやすい症状です．熱だけで，機嫌もよく食欲があるときは，様子をみて，診療時間内に小児科を受診します．目がうつろな場合や，ぐったりして顔色が悪いときは緊急で受診しましょう．水分補給はこまめにして，**熱による発汗**で失われる水分を補います．症状が熱だけの場合は，食事の制限はとくにしなくてもよいのですが，口腔内に発疹や口内炎などがある場合，のどに痛みがある場合は，のど越しのよいもの（雑炊，茶わん蒸し，湯豆腐など）を与えます．

便 秘

便の水分量が少なくなり，硬くなって数日便通がない状態を**便秘**といいます．便秘を解消するためには，生活のリズムを見直し，朝昼晩の食事時間を決めるようにします．子どもの便秘は水分摂取量が少ないことも原因になるので，水分をしっかりとって，適度な運動をするようにします．小さい子どもは，朝起きたら必ずトイレに行き，排便の習慣をつけることも便秘の予防になります．食事は，**食物繊維**の多いものをとり，腸管の蠕動運動を活発化させること，**乳酸菌**の入っているヨーグルトや飲料などをとり，**腸内の善玉菌**を増やすことなどが効果的です．また精神的ストレスなどが原因のこともあります．旅行先や入園・進級の前後など，日常と異なる状態のときに便秘になることがあります．そのような際には，なるべく落ち着いてすごせるように配慮することが大切です．

B 食物アレルギーのある子どもへの対応

身体に入ってきた有害な物質（抗原）に対して抗体ができ，次に同じものが入ってきたときに異物と認識し，反応するしくみを，「免疫」といいます．通常は身体を守るための有益な反応ですが，過剰に働いてしまうのが「アレルギー反応」です．アレルギーを引き起こす原因となる物質が食物の場合を「**食物アレルギー**」といい，症状は皮膚，粘膜，消化器，呼吸器などに現れます．食物アレルギーのなかで最も重い症状は，**アナフィラキシーショック**です．ほんのわずかな分量の原因食物を食べ

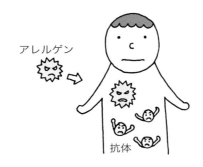

アレルゲン

抗体

ただけで意識がなくなり，血圧が低下し，激しいショック症状（全身ぐったりして，顔面蒼白になる）を起こす場合もあります．症状が出現して15分以内の処置が重要になるので，できるだけ早く医療機関で受診することが大切です．ショック症状を起こしたら，衣服のボタンやベルトなどをゆるめ，楽な姿勢にして，食べたものを吐いてのどに詰まらせることがないように注意します．アナフィラキシーショックは原因食物の摂取後，運動などで身体を動かすことにより誘発することがあります（食物依存性運動誘発アナフィラキシー）．現在，原因食物の誤食などによりアナフィラキシーショックを起こしたときの対処として，**アドレナリン自己注射（エピペン®）**の接種が有効とされています．重症な食物アレルギーの場合，医師があらかじめ処方したアドレナリン自己注射（エピペン®）を自分で筋肉に注射する方法です．本来は，自己管理のもとで，本人による接種が原則ですが，家庭から「エピペン®」を預かっている場合，緊急時にはその場にいる保育士等が注射をすることが必要な状況も考えられます．日ごろから緊急時に備えて嘱託医や医療機関への搬送など，救急処置が可能な体制をつくっておくことが重要です．

表 6-1　食物アレルギーにより引き起こされる症状

皮膚粘膜症状	○皮膚症状…かゆみ，じんましん，血管性浮腫，発赤，湿疹
	○眼症状…結膜充血・白目の腫れ，かゆみ，流涙，まぶたのむくみ
	○口腔咽喉頭症状…口腔・口唇・舌の違和感，舌の炎症による腫れ，のどがしめつけられる感じ，のどぼとけ部分の腫れ，声がれ，のどのかゆみ・イガイガ感
消化器症状	○腹痛，悪心，嘔吐，下痢，血便
呼吸器症状	○上気道症状…くしゃみ，鼻汁，鼻閉
	○下気道症状…呼吸困難，せき，（ぜんそくなどの）ぜいぜい，ぜろぜろ，ひゅーひゅーという音
全身性症状	○アナフィラキシー…多臓器の症状
	○アナフィラキシーショック…心拍数の増加，虚脱状態（ぐったり），意識障害，血圧低下

1

乳幼児期の
食物アレルギー
の特徴

　乳児の食物アレルギーは，アトピー性皮膚炎を合併しているケースが多くありますが，アトピー性皮膚炎＝食物アレルギーではありません．素人の判断で食物除去などの制限を行うことは，栄養の偏りの原因となり，乳児の成長を妨げることになりかねません．必ず**専門医の指示**を受けて，必要最小限の制限を行うようにします．

　乳児期から幼児期早期の即時性アレルギー（原因食物摂取後，通常2時間以内に出現するアレルギー反応）のおもな原因は，鶏卵，乳製品，小麦です．しかしこの時期の食物アレルギーは，8～9割が体力，消化力の向上とともに小学校就学までに症状がなくなるか，軽減されるという報告があります．また即時型食物アレルギー症状の多くは皮膚症状と

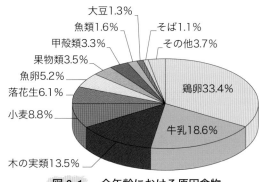

図 6-1　全年齢における原因食物

大豆1.3%
魚類1.6%
甲殻類3.3%
果物類3.5%
魚卵5.2%
落花生6.1%
小麦8.8%
木の実類13.5%
鶏卵33.4%
牛乳18.6%
そば1.1%
その他3.7%

表 6-2　新規発症の原因食物　(n=3,905)

	0 歳 (n=1,736)	1, 2 歳 (n=848)	3〜6 歳 (n=782)	7〜17 歳 (n=356)	18 歳以上 (n=183)
No. 1	鶏 卵 61.1%	鶏 卵 31.7%	木の実類 41.7%	甲殻類 20.2%	小 麦 19.7%
No. 2	牛 乳 24.0%	木の実類 24.3%	魚 卵 19.1%	木の実類 19.7%	甲殻類 15.8%
No. 3	小 麦 11.1%	魚 卵 13.0%	落花生 12.5%	魚 卵 7.3%	果実類 12.6%
No. 4		落花生 9.3%		小 麦 5.3%	魚 類 9.8%
No. 5		牛 乳 5.9%			大 豆 6.6%

注）各年齢群ごとに 5%以上を占めるものを上位 5 位表記.

表 6-3　誤食の原因食物　(n=2,175)

	0 歳 (n=140)	1, 2 歳 (n=587)	3〜6 歳 (n=743)	7〜17 歳 (n=550)	18 歳以上 (n=155)
No. 1	鶏 卵 54.3%	鶏 卵 42.9%	牛 乳 30.8%	牛 乳 25.8%	小 麦 25.8%
No. 2	牛 乳 35.0%	牛 乳 34.4%	鶏 卵 25.3%	鶏 卵 21.6%	甲殻類 18.1%
No. 3	小 麦 7.1%	小 麦 11.4%	木の実類 13.2%	木の実類 14.9%	鶏卵, 果実類, 牛乳, 木の実類 6.5%
No. 4			小 麦 12.4%	落花生 12.7%	
No. 5			落花生 11.4%	小 麦 9.1%	

注）各年齢群ごとに 5%以上を占めるものを上位 5 位表記.
（図 6-1，表 6-2，6-3 とも 海老澤元宏，杉崎千鶴子，佐藤さくら，今井孝成，消費者庁 令和 3 年度食物アレルギーに関連する食品表示に関する調査研究事業報告書より転載）

して現れますが，アナフィラキシーショックを起こす例も多いので，注意が必要です.

2

除去療法

食物アレルギーの治療は，原因食物を除去して，耐性の獲得〔＝適切な診断と治療（自然経過も含む），さまざまな機序により食物アレルギー症状を呈さなくなること〕を待ちます．アトピー性皮膚炎を併発している場合はスキンケアも同時に行います．除去療法を行う期間は，食物日誌をつけて，つねに子どもの症状を把握しておくことが大切です.

また原因食物の除去により不足する栄養素は，ほかの食物で補うようにします．卵や乳製品を除去する場合はカルシウムや鉄が不足しやすいので，とくに注意します．子どもの成長発達をよくみながら，定期的（6～12 か月ごと）に受診して，除去を解除する場合は様子をみながら少しずつ食べられるようにしていきます．原因となるたんぱく質は，加熱することによりアレルギーを起こしにくくなるので，**十分に加熱する**，ゆでこぼすなどの工夫をするとよいでしょう.

●加工食品に含まれるアレルギー表示

3

**食物アレルギー
の社会的対応**

アレルギー症状の発症頻度が多いか，重篤な症状を誘発しやすい食物（特定原材料など）が，微量でも含まれている場合は，原材料が表示されています（ただし店頭販売のものや外食は対象外です）.

表示対象のアレルギー原因食品を**表 6-4** に示します.

表 6-4　　表示対象のアレルギー原因食品（2019 年 9 月現在）

	特定原材料などの名称
義　務	えび，かに，小麦，そば，卵，乳，落花生
推　奨	アーモンド，あわび，いか，いくら，オレンジ，カシューナッツ，キウイフルーツ，牛肉，くるみ*，ごま，さけ，さば，大豆，鶏肉，バナナ，豚肉，まつたけ，もも，やまいも，りんご，ゼラチン

＊くるみは，表示を「推奨」から「義務」に移行することが検討されている（2022 年 11 月現在）.

●生活管理指導表

学校，幼稚園，保育所で**アレルギー除去療法**を行う場合は，必ず**医師の診断**のもとで行います．しかし医師によっては口頭指示のみで不正確な情報伝達となったり，保護者の自己判断で除去品目が変わることなどもあるため，生活管理指導表（**表 6-6**）の提出が義務づけられています．**表 6-7** に示した生活管理指導表の活用の流れを参考にしながら，子どものアレルギー対応を適切に進めていきます.

表6-5　除去食品と代替食品

	抗原の強さ	除去食品	代替食品
卵 アレルギー	最も強い	○生卵	○魚，豆腐，納豆，肉 　※鶏肉は症状がでる場合はさける．
	強　い	○生や半熟で使用 　アイスクリーム，ミルクセーキ 　あわゆき，プリン 　茶わん蒸し，オムレツ 　マヨネーズ	○卵使用のない菓子，デザート ○ようかん，せんべい，シャーベット ○マヨドレ E，マヨネーズタイプ D
	やや強い	○卵を多く使った菓子 　カステラ，丸ボーロ，ケーキ ○練り製品，ハム，ソーセージ 　（つなぎに使用したもの）	○手づくりケーキ ○アピライト，オーガニックソーセージ
	弱　い	○食パン，てんぷら粉，めん類のつなぎ ○焼き菓子，かたゆで卵黄	○かたくり粉，小麦粉 ○卵を除いた焼き菓子
牛乳 アレルギー	最も強い	○生乳，生クリーム	○魚，豆腐，納豆，肉 　※牛肉は症状がでる場合はさける．
	強　い	○牛乳を生で使用 　アイスクリーム，ミルクセーキ 　プリン，コーヒー牛乳，ミルク ○チーズ，ヨーグルト	○牛乳使用のない菓子，デザート ○寒天ゼリー，せんべい，シャーベット ○アレルギー用ミルク
	やや強い	○牛乳を多く使った菓子 　ケーキ，チョコレート ○ハム，ソーセージ 　（つなぎにカゼインを使用したもの） ○牛乳でつくる料理 　シチュー，グラタン	○手づくりケーキ ○アピライト，オーガニックソーセージ ○アレルギー用ルウ
	弱　い	○食パン ○焼き菓子（ビスケット，クッキー）	
小麦 アレルギー	強　い	○強力粉を使用しためん類 ○パン類，ふ	○米（米アレルギーでは低アレルギー米） ○米ぱん，あわ，ひえめん，ビーフン
	やや強い	○薄力粉を使用した菓子 ○肉，練り製品のつなぎ，ルウ	○雑穀，タピオカ粉，くずでん粉 ○無添加，でん粉代替
	弱　い	○しょうゆ，みそ，酢	○雑穀調味料，果実酢
大豆（豆） アレルギー	最も強い	○だいず，おから，えだまめ，ナッツ ○ピーナッツバター ○植物油（大豆油，ごま油など）	○白身魚，肉 ○なたね油
	強　い	○チョコレート ○スナック菓子，揚げ物 ○マーガリン，ルウ ○きな粉，あずき	○せんべい ○アレルゲン除去ビスケット ○なたねマーガリン ○いもようかん
	やや強い	○豆腐，豆乳 ○グリンピース，いんげんまめ	○雑穀
	弱　い	○納豆，みそ，しょうゆ，もやしなど	○大豆ノンみそ，しょうゆ ○雑穀みそ，しょうゆ

（柴田瑠美子：小児科臨床，53：623，2000）

表 6-6 生活管理指導表

保育所におけるアレルギー疾患生活管理指導表（食物アレルギー・アナフィラキシー・気管支ぜん息）

名前 _____ 男・女 ___年___月___日生（___歳___ヶ月） ___組 提出日 ___年___月___日

※ この生活管理指導表は、保育所の生活において特別な配慮や管理が必要となった子どもに限って、医師が作成するものです。

★保護者
電話：
★連絡医療機関
医療機関名：
電話：

食物アレルギー・アナフィラキシー（あり・なし）

病型・治療

A. 食物アレルギー病型
1. 食物アレルギーの関与する乳児アトピー性皮膚炎
2. 即時型
3. その他（新生児・乳児消化管アレルギー・口腔アレルギー症候群・食物依存性運動誘発アナフィラキシー・その他）

B. アナフィラキシー病型
1. 食物（原因：　　　　　　　　　）
2. その他（医薬品・食物依存性運動誘発アナフィラキシー・ラテックスアレルギー・昆虫・動物のフケや毛）

C. 原因食品・除去根拠　該当する食品の番号に○をし、かつ《　》内に除去根拠を記載
```
［除去根拠］
該当するものを全て《　》内に番号を記載
①明らかな症状の既往
②食物負荷試験陽性
③IgE抗体等検査結果陽性
④未摂取
```
1. 鶏卵　《　》
2. 牛乳・乳製品　《　》
3. 小麦　《　》
4. ソバ　《　》
5. ピーナッツ　《　》
6. 大豆　《　》
7. ゴマ　《　》
8. ナッツ類*（すべて・クルミ・カシューナッツ・アーモンド・　）
9. 甲殻類*（すべて・エビ・カニ・　）
10. 軟体類・貝類*（すべて・イカ・タコ・ホタテ・アサリ・　）
11. 魚類*（すべて・サバ・サケ・　）
12. 肉類*（鶏肉・牛肉・豚肉・　）
13. 果物類*（キウイ・バナナ・　）
14. その他（　　　　　）
「*は（　）の中の該当するものを○または具体的に記載すること」

D. 緊急時に備えた処方薬
1. 内服薬（抗ヒスタミン薬、ステロイド薬）
2. アドレナリン自己注射薬「エピペン®」
3. その他（　　　　　）

保育所での生活上の留意点

A. 給食・離乳食
1. 管理不要
2. 管理必要（管理内容については、病型・治療のC. 欄及び下記C. E欄を参照）

B. アレルギー用調整粉乳
1. 不要
2. 必要　下記該当ミルクに○、又は（　）内に記入
ミルフィーHP・ニューMA-1・MA-mi・ペプディエット・エレメンタルフォーミュラ
その他（　　　　　）

C. 除去食品においてより厳しい除去が必要なもの
病型・治療のC. 欄で除去の際に、より厳しい除去が必要となるもののみに○をつける
※本欄に○がついた場合、該当する食品を使用した料理については、給食対応が困難となる場合があります。
1. 鶏卵：　卵殻カルシウム
2. 牛乳・乳製品：　乳糖
3. 小麦：　醤油・酢・麦茶
6. 大豆：　大豆油・醤油・味噌
7. ゴマ：　ゴマ油
12. 魚類：　かつおだし・いりこだし
13. 肉類：　エキス

D. 食物・食材を扱う活動
1. 管理不要
2. 原因食材を教材とする活動の制限（　）
3. 調理活動時の制限（　）
4. その他（　）

E. 特記事項
（その他に特別な配慮や管理が必要な事項がある場合には、医師が保護者と相談のうえ記載。対応内容は保育所が保護者と相談のうえ決定）

記載日　　　年　　月　　日
医師名
医療機関名
電話

気管支ぜん息（あり・なし）

病型・治療

A. 症状のコントロール状態
1. 良好
2. 比較的良好
3. 不良

B. 長期管理薬
1. ステロイド吸入薬
　剤形：
　投与量（日）：
2. ロイコトリエン受容体拮抗薬
3. DSCG吸入薬
4. ベータ刺激薬（内服・貼付薬）
5. その他（　　　　　）

C. 急性増悪（発作）治療薬
1. ベータ刺激薬吸入
2. ベータ刺激薬内服
3. その他（　　　　　）

D. 急性増悪（発作）時の対応（自由記載）

保育所での生活上の留意点

A. 寝具に関して
1. 管理不要
2. 防ダニシーツ等の使用
3. その他の管理が必要（　）

B. 動物との接触
1. 管理不要
2. 動物への反応が強いため不可
　動物名（　　　　　）
3. 飼育活動等の制限（　）

C. 外遊び、運動に対する配慮
1. 管理不要
2. 管理必要
　（管理内容：　　　　　）

D. 特記事項
（その他に特別な配慮や管理が必要な事項がある場合には、医師が保護者と相談のうえ記載。対応内容は保育所が保護者と相談のうえ決定）

記載日　　　年　　月　　日
医師名
医療機関名
電話

● 保育所における日常の取り組み及び緊急時の対応に活用するため、本表に記載された内容を保育所の職員及び消防機関・医療機関等と共有することに
　・同意する
　・同意しない

保護者氏名 _____

表6-7　生活管理指導表の活用の流れ

アレルギー疾患を有する子どもの把握
- ・入園面接時に，アレルギーにより保育所で特別な配慮や管理が必要な場合，保護者から申し出てもらう．
- ・健康診断や保護者からの申請により，子どもの状況を把握する．

保護者へ生活管理指導表の配付
- ・保育所と保護者との協議のうえ，アレルギー疾患により保育所で特別な配慮や管理が求められる場合に配付する．

医師による生活管理指導表の記入
- ・かかりつけ医に生活管理指導表の記載を依頼する（保護者は，保育所における子どもの状況を医師に説明する）．
  ※医師には，必要に応じ，本ガイドラインの該当ページを参照してもらう．
- ・保護者は，必要に応じて，その他資料などを保育所に提出する．

保護者との面談
- ・生活管理指導表を基に，保育所での生活における配慮や管理（環境や行動，服薬等の管理など）や食事の具体的な対応（除去や環境整備等）について，施設長や担当保育士，調理員等の関係する職員と保護者が協議して対応を決める．
- ・対応内容の確認とともに，情報共有の同意について確認する．

保育所内職員による共通理解
- ・実施計画書等を作成し，子どもの状況をふまえた保育所での対応（緊急時含む）について，職員や嘱託医が共通理解をもつ．
- ・保育所内で定期的に取組状況について報告等を行う．

対応の見直し
- ・保護者との協議を通じて，1年に1回以上，子どものアレルギーの状態に応じて，生活管理指導表の再提出等を行う．なお，年度の途中において対応が不要となった場合には，保護者と協議・確認のうえで，特別な配慮や管理を終了する．

[厚生労働省：保育所におけるアレルギー対応ガイドライン（2019年改訂版），2019]

4

保育所における「アレルギー児受け入れ」の実際

　保育所においては，アレルギー児の受け入れは少なくありません．厚生労働省から示された「保育所におけるアレルギー対応ガイドライン（2019年改訂版）」に基づいて対応します．ガイドラインは，新しい知見が示されるごとに改訂されるので，つねに新しい情報を入手することも大切です．

　集団で食事や間食をとる際には，誤食（誤って食べてしまうこと）に十分注意します．除去食は調理の段階から，使用する調理器具から分けて調理します．盛りつけも，アレルギー児専用の皿やトレーを用意するなど，工夫によって誤食を防ぐようにします．

　また食物の除去は耐性ができたら解除する必要があります．定期的にアレルギーの専門医を受診してもらい，保育士あるいは看護師，栄養士などとの面談で除去をする食品を確認します．受診する際に，食物日誌をつけておくと診察の参考になります．「どんな食品を食べたときに，何分後にどんな症状が出たか」など，家庭と連携をとりながら，保育所と家庭の双方で記録しておくとよいでしょう．アレルギーの除去療法は保育所と家庭で同じように進めなければ効果がありません．

C 障害のある子どもへの対応

　子どもの障害には，運動障害（脳性まひなど）や知的障害（精神発達遅滞，重度心身障害，自閉症など）があります．障害のある子どもの食生活では，食事をこぼす，飲み込めない，むせるなど，**食べる機能**がうまく働かないことで十分な栄養補給ができないことや，食事が楽しくおいしいものではなくなることなどがあります．また障害があると診断されていない場合で，離乳食を開始してからの食べ方が上達せず，離乳の進み具合が非常に遅い場合などは，口の動きや顎の発達だけでなく，全身の発達を確認することも大切です．

　障害のある子どもに対しては，その子どもがもっている機能を十分に育て，できることは自分でさせ，できない部分を援助しながら，できるだけ自分で食事ができるように支援することが大切です．そのためには歯科やリハビリの医師などの専門家による摂食機能の診断を受け，リハビリの方針をもとに「食べること」をとおして，味わい，くつろいで，楽しみながら機能の発達を促していくことが大切です．

1

摂食の障害と対応

① 感覚過敏

　重度の障害の場合，顔，口唇，歯ぐき，舌などに触れると緊張が高まり，痙攣や，身体が硬直して食べ物の摂取が困難になることがあります．スプーンを口に入れると反射的に噛んで離さないことがあります．その場合には，無理に抜こうとせず，スプーンで下顎を下の方へ2〜3回押したり，指で口唇周囲を軽く押すと力が抜けることがあるので，そのときに抜くようにします．これは物に触れる機会が少ないための過敏反応ですが，食事以外に指しゃぶりや玩具しゃぶりなど，口を使った遊びを多くすることで口の周囲の緊張を少なくすることができます．

② 口唇を閉じることができない

　口唇（とくに上口唇）を閉じることができないと，食べものをうまく取り込めなかったり，舌の動きも悪く咀嚼が不完全になり，食べものが気管に入りやすく，むせたり，咳き込みやすくなります．またうまく飲み込めないことによる窒息や，誤嚥による肺炎（誤嚥性肺炎）で命を落としてしまう危険性もあります．口唇を閉じて食べる訓練をするのは重要ですが，無理に閉じさせるのではなく，飲み込むときに顎を閉じられるように介助します．

③ 姿勢の異常

　食べる際の姿勢は，上体がほぼ直立した状態が理想ですが，この姿勢

をとれない場合は，障害児の身体をできるだけまっすぐに支えてあげることが大切です．施設によっては，角度の変えられる介助用の椅子を使用しています．姿勢が整えられることで，口元の緊張がほぐれ，摂食機能の発達を促すこともできます．

④ **こだわりによる偏食**

摂食機能には問題がなく，**こだわりによる偏食**がある場合，肥満やむし歯，歯周病などになりやすい傾向があります．何（味，色などの外観，食感）にこだわっているのかを見極めて，その原因を取り除き，または工夫して，こだわりを解く試みが大切です．

摂食機能に合った調理形態

食物の調理形態を摂食機能の発達に合わせることは非常に大切です．基本的には，摂食機能に応じて，離乳食の形態と同じように変化させていきます．適切なかたさや大きさ，形に調理したものを食べることによって発達を促します．その子どもの発達に応じて，1つの調理形態の段階を確実に食べることができるようになってから，次の形態の段階に進むことが大切です．障害のない子どもの場合は，成長に伴って離乳食の形態を変化させていきますが，障害のある子どもの場合には，摂食機能の発達に合わせた調理形態や食品選びが重要になります．食事の不適切が摂食機能の発達を妨げてしまうこともあるので，十分注意しましょう．

分量についても，1回のスプーンで与える分量は，介助者が思うよりも少なめにしましょう（**表6-8**）．

食器と食具

食事が，単に栄養摂取や，空腹をみたすためだけのものでないことは，障害のあるなしにかかわりません．障害のある子どもが，少しでも自分の力で食べる楽しみが経験できるように，さまざまな食器（こぼれにくく，持ちやすく工夫されたコップ，すべり止めがつき，すくいやすい形の皿など）や食具（ボウル部分が浅いスプーン，持ちやすく加工されたスプーンやフォーク，箸など）が開発され，市販されています．

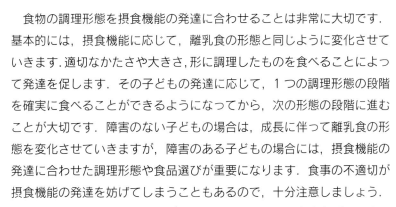

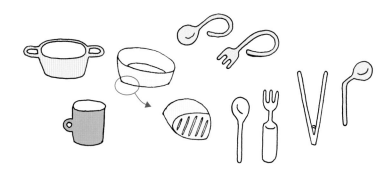

表 6-8　摂食機能と

食事の段階	摂食機能の発達	調理形態	基本の形態
嚥下機能 練習期 ▽▽▽ 移行期	嚥下機能練習期の始め ○口唇摂取 　乳児嚥下→嚥下 　（乳を飲むチューチュー 　　　　　　　→ゴックン） 　水分摂取 　またはヨーグルト状 　またはムース状	ドロドロ食 （ポタージュ状） ○つぶつぶや繊維の残らないもので，口に 　入ったらそのまま飲み込める形 ○粘度が高くやわらかい仕上げ ○適度な水分と粘りが必要なのでゼラチン 　でトロミをつける 　（市販のトロミ調整食品の利用もよい）	離乳の開始の ころ の 生 後 5, 6か月ころ の食事
▽▽▽ 押しつぶし 機能練習期 ▽▽▽ 移行期	押しつぶし機能練習期 ○舌の動きが発達し，上顎に食べ 　物を押しつけることができる ○水分摂取もでき始める	押しつぶし食 （プリンのかたさ） ○舌の動きを使ってつぶれるくらいのやわ 　らかさ，大きさ，形 ○食べ物はスプーンの背で楽につぶせる形 　とやわらかさ 　（親指と小指で軽くつぶせるやわらかさ， 　1 cm 角くらいが目安） ○水分は少なめにしてむせないようにトロ 　ミをつける	7, 8か月ころ の食事
▽▽▽ 咀嚼機能 練習期 ▽▽▽ 移行期	咀嚼の基本的な動きの練習 ○水分摂取が上手になる ○コップのふちを上唇と下唇で押 　さえられるようになる ○前歯で捕食，奥歯で噛む練習が 　できるようになる	奥歯で軽くつぶせるかたさ （バナナのかたさ） ○親指と薬指で軽くつぶせるかたさ ○基本は，箸やスプーンで一口ずつ食べら 　れるやわらかさと形のある調理形態 ○使用食品，調理形態の範囲が広がる	9〜11 か月こ ろの食事
▽▽▽ 自立準備の 練習期 ▽▽▽ 移行期	嚥下の完了期 ○一口量を噛み切れる ○唾液で食べ物をまとめることが 　できる	前歯や奥歯で噛めるかたさ ○噛み切れないかたさのものを除けばほと 　んど食べられる ○食べ物の大きさ（一口大）とやわらかさ 　に配慮	12〜18 か 月 ころの食事
▽▽▽ 自立の確立期	障害のない人たちに準じる	何でも食べられる 　（一人ひとりの摂食能力に合わせる）	普通食

調理形態の変化

主　食	主菜・副菜	適　要
おもゆ おかゆの裏ごし パンがゆの裏ごし	肉，魚，卵のペースト 煮豆の裏ごし じゃがいもの裏ごし 野菜類の裏ごし コンポートの裏ごし ヨーグルト ムース	○経管栄養から経口摂取への練習期 　成熟嚥下の練習期の始めは，すべての素材 　は裏ごしが基本 ○いろいろな食品の味を経験するうえで素材 　別に裏ごしをする ○食形態を子どもの摂食機能に合わせる場合 　は，トロミ，牛乳，スープなどで調整する
全がゆ パンがゆ パンプディング うどんのくたくた煮 （1 cm くらいの長さ）	鶏肉のテリーヌ 鮭のムース 煮こごり風 ふわふわ卵 絹ごし豆腐 野菜のやわらか煮 りんごのコンポート プリン ゼリー（コンニャク，寒天は除く）	○移行期にある場合には，それぞれの段階別 　の主食，主菜，副菜の一部を練習用に使う
全がゆ 軟　飯 パンを牛乳に浸す うどんのやわらか煮 （箸で切れるやわらかさ）	肉団子のあんかけ やわらかハンバーグ ほぐし魚のあんかけ ふわふわオムレツ 卵豆腐 煮やっこ豆腐 野菜のシチュー でん粉をからめた料理 7，8か月ころの食事より少しかための コンポート	○捕食や噛む練習（前歯や奥歯を使用する練 　習）に，パンの耳，フライドポテト，きゅ 　うりなどのスティック状の野菜を使う ○水分が少なく，歯にくっつきやすい食品（ビ 　スケットやクッキーなど）は適さない ○食材をみじん切りにしない（食べ物のかた 　さ，大きさ，形がわからないので，丸のみ 　になりやすい）
軟　飯 フレンチトースト うどんのやわらか煮	しゃぶしゃぶ用薄切り肉 ハンバーグステーキ 煮　魚 オムレツ 豆腐料理 ゆでキャベツ 果肉のやわらかい果物 （メロン，バナナなど）	○調理の作業上，軟食と普通食を兼ねている 　場合が多いので，食材の切り方，味つけ， 　やわらかさ，かたさなどの工夫が必要 ○かたい肉や繊維の多い食品は，すりつぶし 　にくいため，噛めずに丸のみになるので調 　理の工夫が必要 **次の食品は様子をみながら食べさせる**
ごはん パ　ン めん類（うどん，そば， スパゲッティ）	鶏肉唐揚げ，ハム，かまぼこ，たけの こ，ごぼう，乾しいたけ，生野菜，果物	○弾力がありすりつぶしにくい食品 　（かまぼこ，ハム） ○食塊をつくりにくく，飲み込みにくい食品 　（なし，りんご）

（高野　陽，水野清子　ほか：小児栄養 子どもの栄養と食生活 第3版，医歯薬出版，2003 より作成）

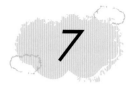

7 緊急時・災害時への対応

A 緊急時・災害時への対応（備え）

　保育中に大地震などの災害が起きた場合を想定し，避難訓練，非常食や避難用品の備蓄など，日ごろからの備えを十分に行っておくことが必要です．また保育所や幼稚園のスタッフと保護者全員に，共通の対応策を周知させておくことも大切です．実際，災害が起きると混乱して正確な情報を把握することが難しく，救助の手が届くまでには時間がかかるものです．それまでは近くの人たちによる助けがいちばん有効になります．日ごろから，各自治体や近隣の保育所との情報交換や，連絡方法を決めておくなどのネットワークづくりをしておけば，緊急時や災害時にお互いに助け合うことができます．

　保育者は常時，保護者との連絡を密にとって園児の健康状態を把握しておきましょう．緊急時では担任のクラス以外の子どものケアをする場合も起こるので，保育者全員がふだんから園児一人ひとりの情報を共有しておくことがとても大切になります．とくにアレルギーをもつ子どもに対しては配慮が必要です．

　災害が起きた場合，人数や名前の確認が大変重要になります．直ちに名簿確認ができるよう，ふだんから心がまえをしておきましょう．

　災害時には，保護者のお迎えが困難な場合やライフラインが休止してしまうことも想定されるため，その間の栄養補給の手段や非常食の備えをしておきます．

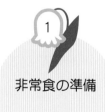

1 非常食の準備

●ミルクの場合

　乳児の栄養としては母乳が最も望ましく，感染症予防の面からも推奨されます．母乳育児を継続することが大切ですが，災害によるストレスや栄養状態の低下などが原因となって母乳の分泌量が減少したり，一時的に止まってしまったりすることがあります．しかし，吸わせ続けているうちに再び母乳が出るようになります．乳児にとって母親に抱かれてお乳を飲むときが何より安らぎを得られるときですから，無理のない範囲で与え続けましょう．

　保育所では，人工栄養の場合が多いと思われます．育児用ミルクのほかに，アレルギー用ミルクなど必要に応じたミルクを，不足しないよう

備蓄しておきます.

〈粉ミルクの場合〉

① ミルクを溶かす水を用意します. 水道水が使用できない場合もあるので1日〜3日分の水を常備しておきます. ミネラルウォーターを使用する場合はミネラル含量の少ない軟水を選びます. 外国製のものにはミネラル含量の多いものや未殺菌のものがあるので国産品を使用します. また, 給水車による汲み置きの水を飲用にする場合はできるだけ当日給水のものを使用します.

② 哺乳びんは煮沸消毒や薬液消毒が原則ですが, 非常時では熱湯をかけたり, 薬液につけたり, それも不可能な場合は衛生的な水で洗って使用します. また, 哺乳びんがない場合はコップやスプーンなどに熱湯をかけるなど十分に消毒してから使用します.

③ ミルク用の湯は, 一度沸騰させた70℃以上のものを使用することが望ましいとされています. 沸騰した湯が準備できないときは, 発熱剤（100℃で約20分間発熱）を使用する, 携帯用カイロで水を温めるなどが考えられます（平時に, 緊急時を想定してこれらの方法で調乳を行っておく, その他の代替手段の情報を得ておくことなどが大切です）.

〈液体ミルクの場合〉

① 製品に記載されている賞味期限, 使用方法などを必ず確認します.

② 開封前によく振り, 水などで薄めずに与えます.

③ 消毒済みの乳首や哺乳びんを用意し, 移し替えて与えます.

④ 開けたらすぐに与え, 飲み残しは廃棄します.

⑤ 常温で保存してあれば, 温めて与える必要はありません. 温めて与えたい場合は説明書に従い, 電子レンジ加熱はさけます.

⑥ 常温で保存できますが, 高温になる場所での保存はさけましょう.

厚生労働省や粉ミルクメーカーのホームページからも災害時の調乳の方法を知ることができますので, 災害時に備えて予習をしておくとよいでしょう.

● 離乳食・幼児食の場合

1日〜3日分の飲料水・食事・おやつを備蓄しておきます. 3日分の非常食を備蓄しておく方法もありますが, 子どもたちがふだんと違う状況下で災害用の食品を受け入れにくい面を考慮して, 食べ慣れたレトルト食品や缶詰を, ときどきふだんの昼食に使用しながら入れ替えていく備蓄方法も有効です. アレルギー対応のレトルト食品や缶詰・お菓子も忘れずに確保しておきます.

離乳期の乳児は，離乳の進行状態に合わせて食事が与えられるよう，食材の内容に配慮が大切です（**表 7-1**）．野菜や魚の素材缶詰はいろいろな料理に応用できるので便利です．また，食材の加熱，食器の消毒にも十分注意が必要です

　幼児の場合は，精神的なストレスをできるだけやわらげてあげられるように配慮が必要です．子どもが喜ぶかんたんなおやつを用意しておくとよいでしょう（キャンディ，ビスケットなど）．食事は温めたご飯にレトルト食品や缶詰をのせたものなど，簡単に食べられるものや飲み物で栄養バランスがとれるように工夫します．

　また，非常時の食事には飲み物を添えると食欲が増すので忘れずに準備しておきます．

表 7-1　離乳食の目安（災害時対応）

月　齢	5〜6	7〜8	9〜11	12〜18
1回当たり目安	1日1回 1さじから	1日2回	1日3回	1日3回
形　態	なめらかにすりつぶした状態	舌でつぶせる固さ	歯ぐきでつぶせる固さ	歯ぐきでかめる固さ
具体例	つぶしがゆ	全がゆ	全がゆ〜軟飯	軟飯〜ご飯
被災時の対応	ミルクで対応 （乾パンやビスケットをお湯でふやかしておかゆとして応用することもできる）	おかゆ状のもので対応		ご飯で対応

●食品などの備蓄

　各園で必要な食品や備品などを，**表 7-2** を参考にして確保しておきましょう．

　○非常時には衛生面に注意をすることが何より大切，と心得ましょう．

　○１年に１度は非常食の在庫状況・賞味期限を確認し，補充や交換をしておきます．

　○調乳の場合と同様，実際に備蓄品を使用して離乳食・幼児食・アレルギー対応食を作って試食しておくことも大切です．

　○災害は突然に襲ってくるものです．大勢の子どもたちを守るためには，いざというときに慌てずに適切な行動をとることが大切になります．情報を得るだけ，知っておくだけにせず，予行演習をしておくことが重要です．

表7-2　妊産婦・乳幼児のいる家庭の備蓄品（例）

1. 食料品

水（1週間分）	調理も含めた飲料水の目安は1日1人あたり3L．容量は2Lよりも500 mLのものが食品衛生上望ましい
常温で日もちする調理不要の食品	災害用の備蓄食品のアルファ化米，乾パンなどにこだわる必要はなく，ふだん食べ慣れているレトルト食品の缶詰を備蓄するとよい．日常の食事に利用し，使った分を買い足すようにすれば，賞味期限切れのリスクも避けられる
缶　詰	肉，魚以外にも，豆（大豆など），果物，ジュース，パンなど各種販売されているので，食べてみて好みのものを用意する．スチール缶はさびやすいので，できるだけアルミ缶のものを選ぶ
野菜ジュースやロングライフ牛乳	常温で長期間保存可能．断水時の水分補給として，また支援物資は炭水化物が中心になりがちなので，栄養補給の点でも貴重な食品となる．食品衛生上，一度に使いきれる小容量パックを用意する
嗜好品（甘味）	エネルギーの補給とともに心も癒される．缶詰の果物，ドライフルーツ（レーズン，マンゴーなど），チョコレート，ビスケット，ようかん，あめ，キャラメルなど 好みのものを選ぶ
栄養補助食品	支援物資の食事は野菜や果物が不足しがちで，栄養バランスが偏ることもある．マルチビタミン剤や食物繊維入りの栄養補助食品があるとよい
日もちする根菜類	ふだん使うにんじん，たまねぎ，じゃがいも，ごぼうなどは多めに買い置きし，先に購入したものから使っていくと，備蓄野菜になる
米，パスタ，カップ麺など	水や熱源が必要であるが，多めの買い置きが安心．パック入りご飯，おもちのパックなどもよい
育児用ミルク	つねに1缶（箱）は余分に買い置きをしておく．キューブタイプのミルクはスプーンで計量の必要がなく便利．液体ミルクもそのまま飲ませることができる．プラスチック製哺乳びんと乳首も備蓄しておく．ふだんは母乳でも，災害時は母乳が出にくくなる場合があるので，ミルクと哺乳びんの準備をしておくと安心
ミルク調製用の水	硬水より軟水のものを．「加熱殺菌済みベビー用飲料水」が便利
離乳食・幼児食	市販のベビーフードや幼児食は種類も豊富で，常温で長期保存可能なものが多い．レトルト（容器タイプ）が便利．与えるときのスプーンも用意しておく．食事量が多い幼児には，レトルトタイプの大人の介護用食品の利用も可能

2. 生活用品（食生活関連）

紙皿，紙コップ，はし，スプーンなど	紙コップやスプーンは，哺乳びんのない場合に授乳にも役立つ
食品用ラップ，アルミホイル，厚手のビニール袋（ジップロック）など	水が十分に使えない状況では，ラップやポリ袋を皿に敷く，お椀にかぶせる，手袋代わりに使うなどで衛生的に節水を
キッチンばさみ	まな板が使えなくても，食材を切ることができる
買い物用ポリ（レジ），エコバッグ	支援物資の食料運搬や乳幼児の小物整理袋，ゴミ袋としての利用など広い用途に使える
携帯カセットコンロ，ガスボンベ	ガス，電気が止まったときの熱源として使用可能

（日本子ども家庭総合研究所：乳幼児と保護者，妊産婦のための防災ハンドブック，2014）

B 放射性物質の影響と食品の安全

　私たち日本人は 2011（平成 23）年 3 月 11 日に，予想もしなかった原子力発電所の事故に遭遇し，放射性物質の人体への影響や，環境への影響などに関心が集まりました．

　福島第一原子力発電所の事故に伴う食品の放射性物質による汚染に関し，厚生労働省は 2012（平成 24）年 4 月に食品中の放射性物質の新たな基準値を設定しました．新基準値は，食品の安全と安心をより一層確保する観点から，年間線量の許容量 1 ミリシーベルトを超えない値に決められました．放射性セシウムの新基準値は「飲料水」，「乳児用食品」，「牛乳」，「一般食品」の 4 項目に分けて示されています（**表 7-3**）．「乳児用食品」の範囲は乳児用調製粉乳，フォローアップミルクなどの乳幼児用食品，乳幼児向け飲料，乳幼児用食品（お菓子など），ベビーフード，その他，服薬補助ゼリー，栄養食品などとしています．「牛乳」には牛乳・低脂肪乳・加工乳等・乳飲料が含まれています．

　食品安全委員会のホームページからも放射性物質の食品健康影響評価の状況を知ることができます．

表 7-3　放射性セシウムの新基準値

食品群	基準値（Bq/kg）
飲料水	10
乳児用食品	50
牛　乳	50
一般食品	100

Memo

放射線の単位

○ベクレル（Bq）
　放射線を出す能力の強さを表す単位．土壌や食品の検査データでよく使われる．規制値は，食品 1 kg 当たりの Bq 値であらわされている．

○シーベルト（Sv）
　放射線による人体への影響を表す単位．Sv の 1/1000 がミリシーベルト（mSv）．

付表・付図

付表 1　日本人の食事摂取基準（2020 年版）

　　　　① 参照体位　……………………………………………………… 152

　　　　（参考）推定エネルギー必要量　……………………………… 152

　　　　② 身体活動レベル別にみた活動内容と活動時間の代表例　……… 152

　　　　③ 目標とする BMI の範囲　……………………………………… 152

　　　　④ エネルギー産生栄養素バランス　……………………………… 153

　　　　⑤ たんぱく質の食事摂取基準　…………………………………… 153

　　　　⑥ 脂質，炭水化物，食物繊維の食事摂取基準　………………… 154

　　　　⑦ ビタミンの食事摂取基準　……………………………………… 155

　　　　⑧ ミネラルの食事摂取基準　……………………………………… 157

付表 2　食育のねらいおよび内容（保育所における食育に関する指針より）　……… 159

付表 3　「第 4 次食育推進基本計画」について　……………………………………… 163

付図 1　乳幼児身体発育曲線（平成 22 年調査）　………………………………… 165

付表1　日本人の食事摂取基準（2020年版）

①　参照体位（参照身長，参照体重）[1]，基礎代謝量

性　別	男　性				女　性[2]			
年齢等	参照身長 (cm)	参照体重 (kg)	基礎代謝基準値 (kcal/kg 体重/日)	基礎代謝量 (kcal/日)	参照身長 (cm)	参照体重 (kg)	基礎代謝基準値 (kcal/kg 体重/日)	基礎代謝量 (kcal/日)
0〜5 （月）	61.5	6.3	—	—	60.1	5.9	—	—
6〜11 （月）	71.6	8.8	—	—	70.2	8.1	—	—
6〜8 （月）	69.8	8.4	—	—	68.3	7.8	—	—
9〜11 （月）	73.2	9.1	—	—	71.9	8.4	—	—
1〜2 （歳）	85.8	11.5	61.0	700	84.6	11.0	59.7	660
3〜5 （歳）	103.6	16.5	54.8	900	103.2	16.1	52.2	840
6〜7 （歳）	119.5	22.2	44.3	980	118.3	21.9	41.9	920
8〜9 （歳）	130.4	28.0	40.8	1,140	130.4	27.4	38.3	1,050
10〜11 （歳）	142.0	35.6	37.4	1,330	144.0	36.3	34.8	1,260
12〜14 （歳）	160.5	49.0	31.0	1,520	155.1	47.5	29.6	1,410
15〜17 （歳）	170.1	59.7	27.0	1,610	157.7	51.9	25.3	1,310
18〜29 （歳）	171.0	64.5	23.7	1,530	158.0	50.3	22.1	1,110
30〜49 （歳）	171.0	68.1	22.5	1,530	158.0	53.0	21.9	1,160
50〜64 （歳）	169.0	68.0	21.8	1,480	155.8	53.8	20.7	1,110
65〜74 （歳）	165.2	65.0	21.6	1,400	152.0	52.1	20.7	1,080
75 以上 （歳）	160.8	59.6	21.5	1,280	148.0	48.8	20.7	1,010

[1]0〜17歳は，日本小児内分泌学会・日本成長学会合同標準値委員会による小児の体格評価に用いる身長，体重の標準値をもとに，年齢区分に応じて，当該月齢及び年齢区分の中央時点における中央値を引用した．ただし，公表数値が年齢区分と合致しない場合は，同様の方法で算出した値を用いた．18歳以上は，平成28年国民健康・栄養調査における当該の性及び年齢区分における身長・体重の中央値を用いた．
[2]妊婦，授乳婦を除く．

参考　推定エネルギー必要量（kcal/日）

性　別	男　性			女　性		
身体活動レベル[1]	I	II	III	I	II	III
0〜5 （月）	—	550	—	—	500	—
6〜11 （月）	—	650	—	—	600	—
9〜11 （月）	—	700	—	—	650	—
1〜2 （歳）	—	950	—	—	900	—
3〜5 （歳）	—	1,300	—	—	1,250	—
6〜7 （歳）	1,350	1,550	1,750	1,250	1,450	1,650
8〜9 （歳）	1,600	1,850	2,100	1,500	1,700	1,900
10〜11 （歳）	1,950	2,250	2,500	1,850	2,100	2,350
12〜14 （歳）	2,300	2,600	2,900	2,150	2,400	2,700
15〜17 （歳）	2,500	2,800	3,150	2,050	2,300	2,550
18〜29 （歳）	2,300	2,650	3,050	1,700	2,000	2,300
30〜49 （歳）	2,300	2,700	3,050	1,750	2,050	2,350
50〜64 （歳）	2,200	2,600	2,950	1,650	1,950	2,250
65〜74 （歳）	2,050	2,400	2,750	1,550	1,850	2,100
75 以上 （歳）[2]	1,800	2,100	—	1,400	1,650	—
妊婦（付加量）[3]初期				＋50	＋50	＋50
中期				＋250	＋250	＋250
後期				＋450	＋450	＋450
授乳婦（付加量）				＋350	＋350	＋350

[1]身体活動レベルは，低い，ふつう，高いの3つのレベルとして，それぞれ I，II，III で示した．
[2]レベル II は自立している者，レベル I は自宅にいてほとんど外出しない者に相当する．レベル I は高齢者施設で自立に近い状態で過ごしている者にも適用できる値である．
[3]妊婦個々の体格や妊娠中の体重増加量及び胎児の発育状況の評価を行うことが必要である．
注1：活用に当たっては，食事摂取状況のアセスメント，体重及びBMIの把握を行い，エネルギーの過不足は，体重の変化又はBMIを用いて評価すること．
注2：身体活動レベル I の場合，少ないエネルギー消費量に見合った少ないエネルギー摂取量を維持することになるため，健康の保持・増進の観点からは，身体活動量を増加させる必要がある．

②　身体活動レベル別にみた活動内容と活動時間の代表例

身体活動レベル[1]	低い（I）	ふつう（II）	高い（III）
	1.50（1.40〜1.60）	1.75（1.60〜1.90）	2.00（1.90〜2.20）
日常生活の内容[2]	生活の大部分が座位で，静的な活動が中心の場合	座位中心の仕事だが，職場内での移動や立位での作業・接客等，通勤・買い物での歩行，家事，軽いスポーツ，のいずれかを含む場合	移動や立位の多い仕事への従事者．あるいは，スポーツなど余暇における活発な運動習慣をもっている場合
中程度の強度（3.0〜5.9メッツ）の身体活動の1日当たりの合計時間（時間/日）[3]	1.65	2.06	2.53
仕事での1日当たりの合計歩行時間（時間/日）[3]	0.25	0.54	1.00

[1]代表値．（　）内はおよその範囲．
[2]Black, et al. Ishikawa-Takata, et al. を参考に，身体活動レベル（PAL）に及ぼす仕事時間中の労作の影響が大きいことを考慮して作成．
[3]Ishikawa-Takata, et al. による．

③　目標とするBMIの範囲（18歳以上）[1,2]

年齢（歳）	目標とするBMI（kg/m[2]）
18〜49	18.5〜24.9
50〜64	20.0〜24.9
65〜74[3]	21.5〜24.9
75 以上[3]	21.5〜24.9

[1]男女共通．あくまでも参考として使用すべきである．
[2]観察疫学研究において報告された総死亡率が最も低かったBMIを基に，疾患別の発症率とBMIとの関連，死因とBMIとの関連，喫煙や疾患の合併によるBMIや死亡リスクへの影響，日本人のBMIの実態に配慮し，総合的に判断し目標とする範囲を設定．
[3]高齢者では，フレイルの予防及び生活習慣病の発症予防の両者に配慮する必要があることも踏まえ，当面目標とするBMIの範囲を21.5〜24.9 kg/m[2]とした．

④　エネルギー産生栄養素バランス（％エネルギー）

性　別	男　性				女　性			
	目標量[1,2]				目標量[1,2]			
年齢等	たんぱく質[3]	脂　質[4]		炭水化物[5,6]	たんぱく質[3]	脂　質[4]		炭水化物[5,6]
		脂　質	飽和脂肪酸			脂　質	飽和脂肪酸	
0〜11　（月）	—	—	—	—	—	—	—	—
1〜2　（歳）	13〜20	20〜30	—	50〜65	13〜20	20〜30	—	50〜65
3〜5　（歳）	13〜20	20〜30	10 以下	50〜65	13〜20	20〜30	10 以下	50〜65
6〜7　（歳）	13〜20	20〜30	10 以下	50〜65	13〜20	20〜30	10 以下	50〜65
8〜9　（歳）	13〜20	20〜30	10 以下	50〜65	13〜20	20〜30	10 以下	50〜65
10〜11　（歳）	13〜20	20〜30	10 以下	50〜65	13〜20	20〜30	10 以下	50〜65
12〜14　（歳）	13〜20	20〜30	10 以下	50〜65	13〜20	20〜30	10 以下	50〜65
15〜17　（歳）	13〜20	20〜30	8 以下	50〜65	13〜20	20〜30	8 以下	50〜65
18〜29　（歳）	13〜20	20〜30	7 以下	50〜65	13〜20	20〜30	7 以下	50〜65
30〜49　（歳）	13〜20	20〜30	7 以下	50〜65	13〜20	20〜30	7 以下	50〜65
50〜64　（歳）	14〜20	20〜30	7 以下	50〜65	14〜20	20〜30	7 以下	50〜65
65〜74　（歳）	15〜20	20〜30	7 以下	50〜65	15〜20	20〜30	7 以下	50〜65
75 以上　（歳）	15〜20	20〜30	7 以下	50〜65	15〜20	20〜30	7 以下	50〜65
妊婦　　初期					13〜20			
中期					13〜20	20〜30	7 以下	50〜65
後期					15〜20			
授乳婦					15〜20	20〜30	7 以下	50〜65

[1]必要なエネルギー量を確保した上でのバランスとすること．
[2]範囲に関しては，おおむねの値を示したものであり，弾力的に使用すること．
[3]65 歳以上の高齢者について，フレイル予防を目的とした量を定めることは難しいが，身長・体重が参照体位に比べて小さい者や，特に 75 歳
　以上であって加齢に伴い身体活動量が大きく低下した者など，必要エネルギー摂取量が低い者では，下限が推奨量を下回る場合があり得る．
　この場合でも，下限は推奨量以上とすることが望ましい．
[4]脂質については，その構成成分である飽和脂肪酸など，質への配慮を十分に行う必要がある．
[5]アルコールを含む．ただし，アルコールの摂取を勧めるものではない．
[6]食物繊維の目標量を十分に注意すること．

⑤　たんぱく質の食事摂取基準

たんぱく質（推定平均必要量，推奨量，目安量：g/日，目標量：％エネルギー）

性　別	男　性				女　性			
年齢等	推定平均必要量	推奨量	目安量	目標量[1]	推定平均必要量	推奨量	目安量	目標量[1]
0〜5　（月）	—	—	10	—	—	—	10	—
6〜8　（月）	—	—	15	—	—	—	15	—
9〜11　（月）	—	—	25	—	—	—	25	—
1〜2　（歳）	15	20	—	13〜20	15	20	—	13〜20
3〜5　（歳）	20	25	—	13〜20	20	25	—	13〜20
6〜7　（歳）	25	30	—	13〜20	25	30	—	13〜20
8〜9　（歳）	30	40	—	13〜20	30	40	—	13〜20
10〜11　（歳）	40	45	—	13〜20	40	50	—	13〜20
12〜14　（歳）	50	60	—	13〜20	45	55	—	13〜20
15〜17　（歳）	50	65	—	13〜20	45	55	—	13〜20
18〜29　（歳）	50	65	—	13〜20	40	50	—	13〜20
30〜49　（歳）	50	65	—	13〜20	40	50	—	13〜20
50〜64　（歳）	50	65	—	14〜20	40	50	—	14〜20
65〜74　（歳）[2]	50	60	—	15〜20	40	50	—	15〜20
75 以上　（歳）[2]	50	60	—	15〜20	40	50	—	15〜20
妊婦(付加量)初期					+0	+0		13〜20
中期					+5	+5		13〜20
後期					+20	+25		15〜20
授乳婦(付加量)					+15	+20	—	15〜20

[1]範囲に関しては，おおむねの値を示したものであり，弾力的に使用すること．
[2]65 歳以上の高齢者について，フレイル予防を目的とした量を定めることは難しいが，身長・体重が参照体位に比べて小さい者や，特に 75 歳
　以上であって加齢に伴い身体活動量が大きく低下した者など，必要エネルギー摂取量が低い者では，下限が推奨量を下回る場合があり得る．
　この場合でも，下限は推奨量以上とすることが望ましい．

⑥ 脂質，炭水化物，食物繊維の食事摂取基準

性 別	脂質（%エネルギー）男 性		女 性		飽和脂肪酸（%エネルギー）[2,3]男 性	女 性
年齢等	目安量	目標量[1]	目安量	目標量[1]	目標量	目標量
0～5　（月）	50	—	50	—	—	—
6～11　（月）	40	—	40	—	—	—
1～2　（歳）	—	20～30	—	20～30	—	—
3～5　（歳）	—	20～30	—	20～30	10 以下	10 以下
6～7　（歳）	—	20～30	—	20～30	10 以下	10 以下
8～9　（歳）	—	20～30	—	20～30	10 以下	10 以下
10～11　（歳）	—	20～30	—	20～30	10 以下	10 以下
12～14　（歳）	—	20～30	—	20～30	10 以下	10 以下
15～17　（歳）	—	20～30	—	20～30	8 以下	8 以下
18～29　（歳）	—	20～30	—	20～30	7 以下	7 以下
30～49　（歳）	—	20～30	—	20～30	7 以下	7 以下
50～64　（歳）	—	20～30	—	20～30	7 以下	7 以下
65～74　（歳）	—	20～30	—	20～30	7 以下	7 以下
75 以上（歳）	—	20～30	—	20～30	7 以下	7 以下
妊　婦			—	20～30		7 以下
授乳婦			—	20～30		7 以下

[1]範囲に関しては，おおむねの値を示したものである．
[2]飽和脂肪酸と同じく，脂質異常症及び循環器疾患に関与する栄養素としてコレステロールがある．コレステロールに目標量は設定しないが，これは許容される摂取量に上限が存在しないことを保証するものではない．また，脂質異常症の重症化予防の目的からは，200 mg/ 日未満に留めることが望ましい．
[3]飽和脂肪酸と同じく，冠動脈疾患に関与する栄養素としてトランス脂肪酸がある．日本人の大多数は，トランス脂肪酸に関する世界保健機関（WHO）の目標（1%エネルギー未満）を下回っており，トランス脂肪酸の摂取による健康への影響は，飽和脂肪酸の摂取によるものと比べて小さいと考えられる．ただし，脂質に偏った食事をしている者では，留意する必要がある．トランス脂肪酸は，人体にとって不可欠な栄養素ではなく，健康の保持・増進を図る上で積極的な摂取は勧められないことから，その摂取量は 1 %エネルギー未満に留めることが望ましく，1%エネルギー未満でも，できるだけ低く留めることが望ましい．

性 別	n-6 系脂肪酸（g/日）男 性	女 性	n-3 系脂肪酸（g/日）男 性	女 性	炭水化物（%エネルギー）男 性	女 性	食物繊維（g/日）男 性	女 性
年齢等	目安量	目安量	目安量	目安量	目標量[1,2]	目標量[1,2]	目標量	目標量
0～5　（月）	4	4	0.9	0.9	—	—	—	—
6～11　（月）	4	4	0.8	0.8	—	—	—	—
1～2　（歳）	4	4	0.7	0.8	50～65	50～65	—	—
3～5　（歳）	6	6	1.1	1.0	50～65	50～65	8 以上	8 以上
6～7　（歳）	8	7	1.5	1.3	50～65	50～65	10 以上	10 以上
8～9　（歳）	8	7	1.5	1.3	50～65	50～65	11 以上	11 以上
10～11　（歳）	10	8	1.6	1.6	50～65	50～65	13 以上	13 以上
12～14　（歳）	11	9	1.9	1.6	50～65	50～65	17 以上	17 以上
15～17　（歳）	13	9	2.1	1.6	50～65	50～65	19 以上	18 以上
18～29　（歳）	11	8	2.0	1.6	50～65	50～65	21 以上	18 以上
30～49　（歳）	10	8	2.0	1.6	50～65	50～65	21 以上	18 以上
50～64　（歳）	10	8	2.2	1.9	50～65	50～65	21 以上	18 以上
65～74　（歳）	9	8	2.2	2.0	50～65	50～65	20 以上	17 以上
75 以上（歳）	8	7	2.1	1.8	50～65	50～65	20 以上	17 以上
妊　婦		9		1.6		50～65		18 以上
授乳婦		10		1.8		50～65		18 以上

[1]範囲に関しては，おおむねの値を示したものである．
[2]アルコールを含む，ただし，アルコールの摂取を勧めるものではない．

⑦ ビタミンの食事摂取基準

ビタミンA（μgRAE/日）[1]

性別	男性				女性			
年齢等	推定平均必要量[2]	推奨量[2]	目安量[3]	耐容上限量[3]	推定平均必要量[2]	推奨量[2]	目安量[3]	耐容上限量[3]
0～5（月）	—	—	300	600	—	—	300	600
6～11（月）	—	—	400	600	—	—	400	600
1～2（歳）	300	400		600	250	350		600
3～5（歳）	350	450		700	350	500		850
6～7（歳）	300	400		950	300	400		1,200
8～9（歳）	350	500		1,200	350	500		1,500
10～11（歳）	450	600		1,500	400	600		1,900
12～14（歳）	550	800		2,100	500	700		2,500
15～17（歳）	650	900		2,500	500	650		2,800
18～29（歳）	600	850		2,700	450	650		2,700
30～49（歳）	650	900		2,700	500	700		2,700
50～64（歳）	650	900		2,700	500	700		2,700
65～74（歳）	600	850		2,700	500	700		2,700
75以上（歳）	550	800		2,700	450	650		2,700
妊婦（付加量）初期					+0	+0		
中期					+0	+0		
後期					+60	+80		
授乳婦（付加量）					+300	+450	—	—

[1]レチノール活性当量（μgRAE）＝レチノール（μg）＋β-カロテン（μg）×1/12＋α-カロテン（μg）×1/24＋β-クリプトキサンチン（μg）×1/24＋その他のプロビタミンAカロテノイド（μg）×1/24
[2]プロビタミンAカロテノイドを含む．　[3]プロビタミンAカロテノイドを含まない．

ビタミンD（μg/日）[1]　ビタミンE（mg/日）[2]　ビタミンK（μg/日）

性別	ビタミンD 男性		ビタミンD 女性		ビタミンE 男性		ビタミンE 女性		ビタミンK 男性	ビタミンK 女性
年齢等	目安量	耐容上限量	目安量	耐容上限量	目安量	耐容上限量	目安量	耐容上限量	目安量	目安量
0～5（月）	5.0	25	5.0	25	3.0	—	3.0	—	4	4
6～11（月）	5.0	25	5.0	25	4.0	—	4.0	—	7	7
1～2（歳）	3.0	20	3.5	20	3.0	150	3.0	150	50	60
3～5（歳）	3.5	30	4.0	30	4.0	200	4.0	200	60	70
6～7（歳）	4.5	30	5.0	30	5.0	300	5.0	300	80	90
8～9（歳）	5.0	40	6.0	40	5.0	350	5.0	350	90	110
10～11（歳）	6.5	60	8.0	60	5.5	450	5.5	450	110	140
12～14（歳）	8.0	80	9.5	80	6.5	650	6.0	600	140	170
15～17（歳）	9.0	90	8.5	90	7.0	750	5.5	650	160	150
18～29（歳）	8.5	100	8.5	100	6.0	850	5.0	650	150	150
30～49（歳）	8.5	100	8.5	100	6.0	900	5.5	700	150	150
50～64（歳）	8.5	100	8.5	100	7.0	850	6.0	700	150	150
65～74（歳）	8.5	100	8.5	100	7.0	850	6.5	650	150	150
75以上（歳）	8.5	100	8.5	100	6.5	750	6.5	650	150	150
妊婦			8.5	—			6.5	—		150
授乳婦			8.5	—			7.0	—		150

[1]日照により皮膚でビタミンDが産生されることを踏まえ，フレイル予防を図る者はもとより，全年齢区分を通じて，日常生活において可能な範囲内での適度な日光浴を心掛けるとともに，ビタミンDの摂取については，日照時間を考慮に入れることが重要である．
[2]α-トコフェロールについて算定した．α-トコフェロール以外のビタミンEは含んでいない．

ビタミンB₁（mg/日）[1,2,3]　ビタミンB₂（mg/日）[2,4]

性別	ビタミンB₁ 男性			ビタミンB₁ 女性			ビタミンB₂ 男性			ビタミンB₂ 女性		
年齢等	推定平均必要量	推奨量	目安量	推定平均必要量	推奨量	目安量	推定平均必要量	推奨量	目安量	推定平均必要量	推奨量	目安量
0～5（月）	—	—	0.1	—	—	0.1	—	—	0.3	—	—	0.3
6～11（月）	—	—	0.2	—	—	0.2	—	—	0.4	—	—	0.4
1～2（歳）	0.4	0.5	—	0.4	0.5	—	0.5	0.6	—	0.5	0.5	—
3～5（歳）	0.6	0.7	—	0.6	0.7	—	0.7	0.8	—	0.6	0.8	—
6～7（歳）	0.7	0.8	—	0.7	0.8	—	0.8	0.9	—	0.7	0.9	—
8～9（歳）	0.8	1.0	—	0.8	0.9	—	0.9	1.1	—	0.9	1.0	—
10～11（歳）	1.0	1.2	—	0.9	1.1	—	1.1	1.4	—	1.0	1.3	—
12～14（歳）	1.2	1.4	—	1.1	1.3	—	1.3	1.6	—	1.2	1.4	—
15～17（歳）	1.3	1.5	—	1.0	1.2	—	1.4	1.7	—	1.2	1.4	—
18～29（歳）	1.2	1.4	—	0.9	1.1	—	1.3	1.6	—	1.0	1.2	—
30～49（歳）	1.2	1.4	—	0.9	1.1	—	1.3	1.6	—	1.0	1.2	—
50～64（歳）	1.1	1.3	—	0.9	1.1	—	1.2	1.5	—	1.0	1.2	—
65～74（歳）	1.1	1.3	—	0.9	1.1	—	1.2	1.5	—	1.0	1.2	—
75以上（歳）	1.0	1.2	—	0.8	0.9	—	1.1	1.3	—	0.9	1.0	—
妊婦（付加量）				+0.2	+0.2	—				+0.2	+0.3	—
授乳婦（付加量）				+0.2	+0.2	—				+0.5	+0.6	—

[1]チアミン塩化物塩酸塩（分子量＝337.3）の重量として示した．　[2]身体活動レベルⅡの推定エネルギー必要量を用いて算出した．
[3]特記事項：推定平均必要量は，ビタミンB₁の欠乏症である脚気を予防するに足る最小必要量からではなく，尿中にビタミンB₁の排泄量が増大し始める摂取量（体内飽和量）から算定．
[4]特記事項：推定平均必要量は，ビタミンB₂の欠乏症である口唇炎，口角炎，舌炎などの皮膚炎を予防するに足る最小量からではなく，尿中にビタミンB₂の排泄量が増大し始める摂取量（体内飽和量）から算定．

⑦ つづき

ナイアシン（mgNE/日）[1,2]　　ビタミンB6（mg/日）[5]

性別	男性				女性				男性				女性			
年齢等	推定平均必要量	推奨量	目安量	耐容上限量[3]	推定平均必要量	推奨量	目安量	耐容上限量[3]	推定平均必要量	推奨量	目安量	耐容上限量[6]	推定平均必要量	推奨量	目安量	耐容上限量[6]
0〜5（月）[4]	—	—	2	—	—	—	2	—	—	—	0.2	—	—	—	0.2	—
6〜11（月）	—	—	3	—	—	—	3	—	—	—	0.3	—	—	—	0.3	—
1〜2（歳）	5	6	—	60(15)	4	5	—	60(15)	0.4	0.5	—	10	0.4	0.5	—	10
3〜5（歳）	6	8	—	80(20)	6	7	—	80(20)	0.5	0.6	—	15	0.5	0.6	—	15
6〜7（歳）	7	9	—	100(30)	7	8	—	100(30)	0.7	0.8	—	20	0.6	0.7	—	20
8〜9（歳）	9	11	—	150(35)	8	10	—	150(35)	0.8	0.9	—	25	0.8	0.9	—	25
10〜11（歳）	11	13	—	200(45)	10	10	—	150(45)	1.0	1.1	—	30	1.0	1.1	—	30
12〜14（歳）	12	15	—	250(60)	12	14	—	250(60)	1.2	1.4	—	40	1.0	1.3	—	40
15〜17（歳）	14	17	—	300(70)	11	13	—	250(65)	1.2	1.5	—	50	1.0	1.3	—	45
18〜29（歳）	13	15	—	300(80)	9	11	—	250(65)	1.1	1.4	—	55	1.0	1.1	—	45
30〜49（歳）	13	15	—	350(85)	10	12	—	250(65)	1.1	1.4	—	60	1.0	1.1	—	45
50〜64（歳）	12	14	—	350(85)	9	11	—	250(65)	1.1	1.4	—	55	1.0	1.1	—	45
65〜74（歳）	12	14	—	300(80)	9	11	—	250(65)	1.1	1.4	—	50	1.0	1.1	—	40
75以上（歳）	11	13	—	300(75)	9	10	—	250(60)	1.1	1.4	—	50	1.0	1.1	—	40
妊婦（付加量）					+0	+0	—	—					+0.2	+0.2	—	—
授乳婦（付加量）					+3	+3	—	—					+0.3	+0.3	—	—

[1] ナイアシン当量（NE）＝ナイアシン＋1/60 トリプトファンで示した．
[2] 身体活動レベルⅡの推定エネルギー必要量を用いて算出した．
[3] ニコチンアミドの重量（mg/日），（ ）内はニコチン酸の重量（mg/日）．
[4] 単位は mg/日．
[5] たんぱく質の推奨量を用いて算定した（妊婦・授乳婦の付加量は除く）．
[6] ピリドキシン（分子量＝169.2）の重量として示した．

ビタミンB12（μg/日）[1]　　葉酸（μg/日）[2]

性別	男性			女性			男性				女性			
年齢等	推定平均必要量	推奨量	目安量	推定平均必要量	推奨量	目安量	推定平均必要量	推奨量	目安量	耐容上限量[3]	推定平均必要量	推奨量	目安量	耐容上限量[3]
0〜5（月）	—	—	0.4	—	—	0.4	—	—	40	—	—	—	40	—
6〜11（月）	—	—	0.5	—	—	0.5	—	—	60	—	—	—	60	—
1〜2（歳）	0.8	0.9	—	0.8	0.9	—	80	90	—	200	90	90	—	200
3〜5（歳）	0.9	1.1	—	0.9	1.1	—	90	110	—	300	90	110	—	300
6〜7（歳）	1.1	1.3	—	1.1	1.3	—	110	140	—	400	110	140	—	400
8〜9（歳）	1.3	1.6	—	1.3	1.6	—	130	160	—	500	130	160	—	500
10〜11（歳）	1.6	1.9	—	1.6	1.9	—	160	190	—	700	160	190	—	700
12〜14（歳）	2.0	2.4	—	2.0	2.4	—	200	240	—	900	200	240	—	900
15〜17（歳）	2.0	2.4	—	2.0	2.4	—	220	240	—	900	200	240	—	900
18〜29（歳）	2.0	2.4	—	2.0	2.4	—	200	240	—	900	200	240	—	900
30〜49（歳）	2.0	2.4	—	2.0	2.4	—	200	240	—	1,000	200	240	—	1,000
50〜64（歳）	2.0	2.4	—	2.0	2.4	—	200	240	—	1,000	200	240	—	1,000
65〜74（歳）	2.0	2.4	—	2.0	2.4	—	200	240	—	900	200	240	—	900
75以上（歳）	2.0	2.4	—	2.0	2.4	—	200	240	—	900	200	240	—	900
妊婦（付加量）				+0.3	+0.4	—					+200[4,5]	+240[4,5]	—	—
授乳婦（付加量）				+0.7	+0.8	—					+80	+100	—	—

[1] シアノコバラミン（分子量＝1,355.37）の重量として示した．
[2] プテロイルモノグルタミン酸（分子量＝441.40）の重量として示した．
[3] 通常の食品以外の食品に含まれる葉酸（狭義の葉酸）に適用する．
[4] 妊娠を計画している女性，妊娠の可能性がある女性及び妊娠初期の妊婦は，胎児の神経管閉鎖障害のリスク低減のために，通常の食品以外の食品に含まれる葉酸（狭義の葉酸）を400μg/日摂取することが望まれる．
[5] 葉酸の付加量は中期及び後期にのみ設定した．

パントテン酸（mg/日）　ビオチン（μg/日）　ビタミンC（mg/日）[1,2]

性別	男性	女性	男性	女性	男性			女性		
年齢等	目安量	目安量	目安量	目安量	推定平均必要量	推奨量	目安量	推定平均必要量	推奨量	目安量
0〜5（月）	4	4	4	4	—	—	40	—	—	40
6〜11（月）	5	5	5	5	—	—	40	—	—	40
1〜2（歳）	3	4	20	20	35	40	—	35	40	—
3〜5（歳）	4	4	20	20	40	50	—	40	50	—
6〜7（歳）	5	5	30	30	50	60	—	50	60	—
8〜9（歳）	6	5	30	30	60	70	—	60	70	—
10〜11（歳）	6	6	40	40	70	85	—	70	85	—
12〜14（歳）	7	6	50	50	85	100	—	85	100	—
15〜17（歳）	7	6	50	50	85	100	—	85	100	—
18〜29（歳）	5	5	50	50	85	100	—	85	100	—
30〜49（歳）	5	5	50	50	85	100	—	85	100	—
50〜64（歳）	6	5	50	50	85	100	—	85	100	—
65〜74（歳）	6	5	50	50	80	100	—	80	100	—
75以上（歳）	6	5	50	50	80	100	—	80	100	—
妊婦[3]		5		50				+10	+10	—
授乳婦[3]		6		50				+40	+45	—

[1] L-アスコルビン酸（分子量＝176.12）の重量で示した．
[2] 特記事項：推定平均必要量は，ビタミンCの欠乏症である壊血症を予防するに足る最小量からではなく，心臓血管系の疾病予防効果及び抗酸化作用の観点から算定．
[3] ビタミンCの妊婦・授乳婦の食事摂取基準は付加量．

156

⑧ ミネラルの食事摂取基準

ナトリウム（mg/日,（ ）は食塩相当量 [g/日]）¹／カリウム（mg/日）

性別	男性			女性			男性		女性	
年齢等	推定平均必要量	目安量	目標量	推定平均必要量	目安量	目標量	目安量	目標量	目安量	目標量
0〜5 （月）	—	100(0.3)	—	—	100(0.3)	—	400	—	400	—
6〜11 （月）	—	600(1.5)	—	—	600(1.5)	—	700	—	700	—
1〜2 （歳）	—	—	(3.0 未満)	—	—	(3.0 未満)	900	—	900	—
3〜5 （歳）	—	—	(3.5 未満)	—	—	(3.5 未満)	1,000	1,400 以上	1,000	1,400 以上
6〜7 （歳）	—	—	(4.5 未満)	—	—	(4.5 未満)	1,300	1,800 以上	1,200	1,800 以上
8〜9 （歳）	—	—	(5.0 未満)	—	—	(5.0 未満)	1,500	2,000 以上	1,500	2,000 以上
10〜11 （歳）	—	—	(6.0 未満)	—	—	(6.0 未満)	1,800	2,200 以上	1,800	2,000 以上
12〜14 （歳）	—	—	(7.0 未満)	—	—	(6.5 未満)	2,300	2,400 以上	1,900	2,400 以上
15〜17 （歳）	—	—	(7.5 未満)	—	—	(6.5 未満)	2,700	3,000 以上	2,000	2,600 以上
18〜29 （歳）	600 (1.5)	—	(7.5 未満)	600 (1.5)	—	(6.5 未満)	2,500	3,000 以上	2,000	2,600 以上
30〜49 （歳）	600 (1.5)	—	(7.5 未満)	600 (1.5)	—	(6.5 未満)	2,500	3,000 以上	2,000	2,600 以上
50〜64 （歳）	600 (1.5)	—	(7.5 未満)	600 (1.5)	—	(6.5 未満)	2,500	3,000 以上	2,000	2,600 以上
65〜74 （歳）	600 (1.5)	—	(7.5 未満)	600 (1.5)	—	(6.5 未満)	2,500	3,000 以上	2,000	2,600 以上
75 以上 （歳）	600 (1.5)	—	(7.5 未満)	600 (1.5)	—	(6.5 未満)	2,500	3,000 以上	2,000	2,600 以上
妊婦				600 (1.5)	—				2,000	2,600 以上
授乳婦				600 (1.5)	—				2,200	2,600 以上

¹ 高血圧及び慢性腎臓病（CKD）の重症化予防のための食塩相当量の量は，男女とも 6.0g/日未満とした．

カルシウム（mg/日）／マグネシウム（mg/日）

性別	男性				女性				男性				女性			
年齢等	推定平均必要量	推奨量	目安量	耐容上限量	推定平均必要量	推奨量	目安量	耐容上限量	推定平均必要量	推奨量	目安量	耐容上限量¹	推定平均必要量	推奨量	目安量	耐容上限量¹
0〜5 （月）	—	—	200	—	—	—	200	—	—	—	20	—	—	—	20	—
6〜11 （月）	—	—	250	—	—	—	250	—	—	—	60	—	—	—	60	—
1〜2 （歳）	350	450	—	—	350	400	—	—	60	70	—	—	60	70	—	—
3〜5 （歳）	500	600	—	—	450	550	—	—	80	100	—	—	80	100	—	—
6〜7 （歳）	500	600	—	—	450	550	—	—	110	130	—	—	110	130	—	—
8〜9 （歳）	550	650	—	—	600	750	—	—	140	170	—	—	140	160	—	—
10〜11 （歳）	600	700	—	—	600	750	—	—	180	210	—	—	180	220	—	—
12〜14 （歳）	850	1,000	—	—	700	800	—	—	250	290	—	—	240	290	—	—
15〜17 （歳）	650	800	—	—	550	650	—	—	300	360	—	—	260	310	—	—
18〜29 （歳）	650	800	—	2,500	550	650	—	2,500	280	340	—	—	230	270	—	—
30〜49 （歳）	600	750	—	2,500	550	650	—	2,500	310	370	—	—	240	290	—	—
50〜64 （歳）	600	750	—	2,500	550	650	—	2,500	310	370	—	—	240	290	—	—
65〜74 （歳）	600	750	—	2,500	550	650	—	2,500	290	350	—	—	240	280	—	—
75 以上 （歳）	600	700	—	2,500	500	600	—	2,500	270	320	—	—	220	260	—	—
妊婦（付加量）					+0	+0	—	—					+30	+40	—	—
授乳婦（付加量）					+0	+0	—	—					+0	+0	—	—

¹ 通常の食品以外からの摂取量の耐容上限量は，成人の場合 350 mg/日，小児では 5 mg/kg 体重/日とした．それ以外の通常の食品からの摂取の場合，耐容上限量は設定しない．

リン（mg/日）／鉄（mg/日）

性別	男性		女性		男性				女性					
									月経なし		月経あり			
年齢等	目安量	耐容上限量	目安量	耐容上限量	推定平均必要量	推奨量	目安量	耐容上限量	推定平均必要量	推奨量	推定平均必要量	推奨量	目安量	耐容上限量
0〜5 （月）	120	—	120	—	—	—	0.5	—	—	—	—	—	0.5	—
6〜11 （月）	260	—	260	—	3.5	5.0	—	—	3.5	4.5	—	—	—	—
1〜2 （歳）	500	—	500	—	3.0	4.5	—	25	3.0	4.5	—	—	—	20
3〜5 （歳）	700	—	700	—	4.0	5.5	—	25	4.0	5.5	—	—	—	25
6〜7 （歳）	900	—	800	—	5.0	5.5	—	30	4.5	5.5	—	—	—	30
8〜9 （歳）	1,000	—	1,000	—	6.0	7.0	—	35	6.0	7.5	—	—	—	35
10〜11 （歳）	1,100	—	1,000	—	7.0	8.5	—	35	7.0	8.5	10.0	12.0	—	35
12〜14 （歳）	1,200	—	1,000	—	8.0	10.0	—	40	7.0	8.5	10.0	12.0	—	40
15〜17 （歳）	1,200	—	900	—	8.0	10.0	—	50	5.5	7.0	8.5	10.5	—	40
18〜29 （歳）	1,000	3,000	800	3,000	6.5	7.5	—	50	5.5	6.5	8.5	10.5	—	40
30〜49 （歳）	1,000	3,000	800	3,000	6.5	7.5	—	50	5.5	6.5	9.0	10.5	—	40
50〜64 （歳）	1,000	3,000	800	3,000	6.5	7.5	—	50	5.5	6.5	9.0	11.0	—	40
65〜74 （歳）	1,000	3,000	800	3,000	6.0	7.5	—	50	5.0	6.0	—	—	—	40
75 以上 （歳）	1,000	3,000	800	3,000	6.0	7.0	—	50	5.0	6.0	—	—	—	40
妊婦 初期¹			800						+2.0	+2.5	—	—	—	—
妊婦 中期・後期¹			800						+8.0	+9.5	—	—	—	—
授乳婦¹			800	—					+2.0	+2.5	—	—	—	—

¹ 鉄の妊婦，授乳婦の食事摂取基準は付加量．

⑧ つづき

亜鉛（mg/日）・銅（mg/日）・マンガン（mg/日）

性別	亜鉛 男性 推定平均必要量	推奨量	目安量	耐容上限量	亜鉛 女性 推定平均必要量	推奨量	目安量	耐容上限量	銅 男性 推定平均必要量	推奨量	目安量	耐容上限量	銅 女性 推定平均必要量	推奨量	目安量	耐容上限量	マンガン 男性 目安量	耐容上限量	マンガン 女性 目安量	耐容上限量
0〜5（月）	—	—	2	—	—	—	2	—	—	—	0.3	—	—	—	0.3	—	0.01	—	0.01	—
6〜11（月）	—	—	3	—	—	—	3	—	—	—	0.3	—	—	—	0.3	—	0.5	—	0.5	—
1〜2（歳）	3	3	—	—	2	3	—	—	0.3	0.3	—	—	0.2	0.3	—	—	1.5	—	1.5	—
3〜5（歳）	3	4	—	—	3	3	—	—	0.3	0.4	—	—	0.3	0.3	—	—	1.5	—	1.5	—
6〜7（歳）	4	5	—	—	3	4	—	—	0.4	0.4	—	—	0.4	0.4	—	—	2.0	—	2.0	—
8〜9（歳）	5	6	—	—	4	5	—	—	0.4	0.5	—	—	0.4	0.5	—	—	2.5	—	2.5	—
10〜11（歳）	6	7	—	—	5	6	—	—	0.5	0.6	—	—	0.5	0.6	—	—	3.0	—	3.0	—
12〜14（歳）	9	10	—	—	7	8	—	—	0.7	0.8	—	—	0.6	0.8	—	—	4.0	—	4.0	—
15〜17（歳）	10	12	—	—	7	8	—	—	0.8	0.9	—	—	0.6	0.7	—	—	4.5	—	3.5	—
18〜29（歳）	9	11	—	40	7	8	—	35	0.7	0.9	—	7	0.6	0.7	—	7	4.0	11	3.5	11
30〜49（歳）	9	11	—	45	7	8	—	35	0.7	0.9	—	7	0.6	0.7	—	7	4.0	11	3.5	11
50〜64（歳）	9	11	—	45	7	8	—	35	0.7	0.9	—	7	0.6	0.7	—	7	4.0	11	3.5	11
65〜74（歳）	9	11	—	40	7	8	—	35	0.7	0.9	—	7	0.6	0.7	—	7	4.0	11	3.5	11
75以上（歳）	9	10	—	40	6	8	—	30	0.7	0.8	—	7	0.6	0.7	—	7	4.0	11	3.5	11
妊婦[1]					+1	+2	—	—					+0.1	+0.1	—	—			3.5	—
授乳婦[1]					+3	+4	—	—					+0.5	+0.6	—	—			3.5	—

[1]亜鉛，銅の妊婦，授乳婦の食事摂取基準は付加量.

ヨウ素（μg/日）・セレン（μg/日）

性別	ヨウ素 男性 推定平均必要量	推奨量	目安量	耐容上限量	ヨウ素 女性 推定平均必要量	推奨量	目安量	耐容上限量	セレン 男性 推定平均必要量	推奨量	目安量	耐容上限量	セレン 女性 推定平均必要量	推奨量	目安量	耐容上限量
0〜5（月）	—	—	100	250	—	—	100	250	—	—	15	—	—	—	15	—
6〜11（月）	—	—	130	250	—	—	130	250	—	—	15	—	—	—	15	—
1〜2（歳）	35	50	—	300	35	50	—	300	10	10	—	100	10	10	—	100
3〜5（歳）	45	60	—	400	45	60	—	400	10	15	—	100	10	10	—	100
6〜7（歳）	55	75	—	550	55	75	—	550	15	15	—	150	15	15	—	150
8〜9（歳）	65	90	—	700	65	90	—	700	15	20	—	200	15	20	—	200
10〜11（歳）	80	110	—	900	80	110	—	900	20	25	—	250	20	25	—	250
12〜14（歳）	95	140	—	2,000	95	140	—	2,000	25	30	—	350	25	30	—	300
15〜17（歳）	100	140	—	3,000	100	140	—	3,000	30	35	—	400	20	25	—	350
18〜29（歳）	95	130	—	3,000	95	130	—	3,000	25	30	—	450	20	25	—	350
30〜49（歳）	95	130	—	3,000	95	130	—	3,000	25	30	—	450	20	25	—	350
50〜64（歳）	95	130	—	3,000	95	130	—	3,000	25	30	—	450	20	25	—	350
65〜74（歳）	95	130	—	3,000	95	130	—	3,000	25	30	—	450	20	25	—	350
75以上（歳）	95	130	—	3,000	95	130	—	3,000	25	30	—	400	20	25	—	350
妊婦（付加量）					+75	+110	—	—[1]					+5	+5	—	—
授乳婦（付加量）					+100	+140	—	—[1]					+15	+20	—	—

[1]妊婦及び授乳婦の耐容上限量は 2,000 μg/日とした.

クロム（μg/日）・モリブデン（μg/日）

性別	クロム 男性 目安量	耐容上限量	クロム 女性 目安量	耐容上限量	モリブデン 男性 推定平均必要量	推奨量	目安量	耐容上限量	モリブデン 女性 推定平均必要量	推奨量	目安量	耐容上限量
0〜5（月）	0.8	—	0.8	—	—	—	2	—	—	—	2	—
6〜11（月）	1.0	—	1.0	—	—	—	5	—	—	—	5	—
1〜2（歳）	—	—	—	—	10	10	—	—	10	10	—	—
3〜5（歳）	—	—	—	—	10	10	—	—	10	10	—	—
6〜7（歳）	—	—	—	—	10	15	—	—	10	15	—	—
8〜9（歳）	—	—	—	—	15	20	—	—	15	15	—	—
10〜11（歳）	—	—	—	—	15	20	—	—	15	20	—	—
12〜14（歳）	—	—	—	—	20	25	—	—	20	25	—	—
15〜17（歳）	—	—	—	—	25	30	—	—	20	25	—	—
18〜29（歳）	10	500	10	500	20	30	—	600	20	25	—	500
30〜49（歳）	10	500	10	500	25	30	—	600	20	25	—	500
50〜64（歳）	10	500	10	500	25	30	—	600	20	25	—	500
65〜74（歳）	10	500	10	500	25	30	—	600	20	25	—	500
75以上（歳）	10	500	10	500	20	25	—	600	20	25	—	500
妊婦[1]	—		10	—					+0	+0	—	—
授乳婦[1]	—		10	—					+3	+3	—	—

[1]モリブデンの妊婦，授乳婦の食事摂取基準は付加量.

付表2　食育のねらいおよび内容

	ねらい	内　容	配慮事項
6か月未満児	① お腹がすき，乳（母乳・ミルク）を飲みたい時，飲みたいだけゆったりと飲む． ② 安定した人間関係の中で，乳を吸い，心地よい生活を送る．	① よく遊び，よく眠る． ② お腹がすいたら，泣く． ③ 保育士にゆったり抱かれて，乳（母乳・ミルク）を飲む． ④ 授乳してくれる人に関心を持つ．	① 一人一人の子どもの安定した生活のリズムを大切にしながら，心と体の発達を促すよう配慮すること． ② お腹がすき，泣くことが生きていくことの欲求の表出につながることを踏まえ，食欲を育むよう配慮すること． ③ 一人一人の子どもの発育・発達状態を適切に把握し，家庭と連携をとりながら，個人差に配慮すること． ④ 母乳育児を希望する保護者のために冷凍母乳による栄養法などの配慮を行う．冷凍母乳による授乳を行うときには，十分に清潔で衛生的に処置をすること． ⑤ 食欲と人間関係が密接な関係にあることを踏まえ，愛情豊かな特定の大人との継続的で応答的な授乳中のかかわりが，子どもの人間への信頼，愛情の基盤となるように配慮すること．
6か月から1歳3か月未満児	① お腹がすき，乳を吸い，離乳食を喜んで食べ，心地よい生活を味わう． ② いろいろな食べものを見る，触る，味わう経験を通して自分で進んで食べようとする．	① よく遊び，よく眠り，満足するまで乳を吸う． ② お腹がすいたら，泣く，または，喃語によって，乳や食べものを催促する． ③ いろいろな食べものに関心を持ち，自分で進んで食べものを持って食べようとする． ④ ゆったりとした雰囲気の中で，食べさせてくれる人に関心を持つ．	① 一人一人の子どもの安定した生活のリズムを大切にしながら，心と体の発達を促すよう配慮すること． ② お腹がすき，乳や食べものを催促することが生きていくことの欲求の表出につながることを踏まえ，いろいろな食べものに接して楽しむ機会を持ち，食欲を育むよう配慮すること． ③ 一人一人の子どもの発育・発達状態を適切に把握し，家庭と連携をとりながら，個人差に配慮すること． ④ 子どもの咀嚼や嚥下機能の発達に応じて，食品の種類，量，大きさ，固さなどの調理形態に配慮すること． ⑤ 食欲と人間関係が密接な関係にあることを踏まえ，愛情豊かな特定の大人との継続的で応答的な授乳及び食事でのかかわりが，子どもの人間への信頼，愛情の基盤となるように配慮すること．
1歳3か月から2歳未満児	① お腹がすき，食事を喜んで食べ，心地よい生活を味わう． ② いろいろな食べものを見る，触る，噛んで味わう経験を通して自分で進んで食べようとする．	① よく遊び，よく眠り，食事を楽しむ． ② いろいろな食べものに関心を持ち，手づかみ，または，スプーン，フォークなどを使って自分から意欲的に食べようとする． ③ 食事の前後や汚れたときは，顔や手を拭き，きれいになった快さを感じる． ④ 楽しい雰囲気の中で，一緒に食べる人に関心を持つ．	① 一人一人の子どもの安定した生活のリズムを大切にしながら，心と体の発達を促すよう配慮すること． ② 子どもが食べものに興味を持って自ら意欲的に食べようとする姿を受けとめ，自立心の芽生えを尊重すること． ③ 食事のときには，一緒に噛むまねをして見せたりして，噛むことの大切さが身につくように配慮すること．また，少しずついろいろな食べものに接することができるよう配慮すること． ④ 子どもの咀嚼や嚥下機能の発達に応じて，食品の種類，量，大きさ，固さなどの調理形態に配慮すること． ⑤ 清潔の習慣については，子どもの食べる意欲を損なわぬよう，一人一人の状態に応じてかかわること． ⑥ 子どもが一緒に食べたい人を見つけ，選ぼうとする姿を受けとめ，人への関心の広がりに配慮すること．

	ねらい	内　容	配慮事項
2歳児	① いろいろな種類の食べものや料理を味わう． ② 食生活に必要な基本的な習慣や態度に関心を持つ． ③ 保育士を仲立ちとして，友達とともに食事を進め，一緒に食べる楽しさを味わう．	① よく遊び，よく眠り，食事を楽しむ． ② 食べものに関心を持ち，自分で進んでスプーン，フォーク，箸などを使って食べようとする． ③ いろいろな食べものを進んで食べる． ④ 保育士の手助けによって，うがい，手洗いなど，身の回りを清潔にし，食生活に必要な活動を自分でする． ⑤ 身近な動植物をはじめ，自然事象をよく見たり，触れたりする． ⑥ 保育士を仲立ちとして，友達とともに食事を進めることの喜びを味わう． ⑦ 楽しい雰囲気の中で，一緒に食べる人，調理をする人に関心を持つ．	① 一人一人の子どもの安定した生活のリズムを大切にしながら，心と体の発達を促すよう配慮すること． ② 食べものに興味を持ち，自主的に食べようとする姿を尊重すること．また，いろいろな食べものに接することができるよう配慮すること． ③ 食事においては個人差に応じて，食品の種類，量，大きさ，固さなどの調理形態に配慮すること． ④ 清潔の習慣については，一人一人の状態に応じてかかわること． ⑤ 自然や身近な事物などへの触れ合いにおいては，安全や衛生面に留意する．また，保育士がまず親しみや愛情を持ってかかわるようにして，子どもが自らしてみようと思う気持ちを大切にすること． ⑥ 子どもが一緒に食べたい人を見つけ，選ぼうとする姿を受けとめ，人への関心の広がりに配慮すること．また，子ども同士のいざこざも多くなるので，保育士はお互いの気持ちを受容し，他の子どもとのかかわり方を知らせていく． ⑦ 友達や大人とテーブルを囲んで，食事をすすめる雰囲気づくりに配慮すること．また，楽しい食事のすすめ方を気づかせていく．
3歳以上児	「食と健康」 ① できるだけ多くの種類の食べものや料理を味わう． ② 自分の体に必要な食品の種類や働きに気づき，栄養バランスを考慮した食事をとろうとする． ③ 健康，安全など食生活に必要な基本的な習慣や態度を身につける．	① 好きな食べものをおいしく食べる． ② 様々な食べものを進んで食べる． ③ 慣れない食べものや嫌いな食べものにも挑戦する． ④ 自分の健康に関心を持ち，必要な食品を進んでとろうとする． ⑤ 健康と食べものの関係について関心を持つ． ⑥ 健康な生活リズムを身につける． ⑦ うがい，手洗いなど，身の回りを清潔にし，食生活に必要な活動を自分でする． ⑧ 保育所生活における食事の仕方を知り，自分たちで場を整える． ⑨ 食事の際には，安全に気をつけて行動する．	① 食事と心身の健康とが，相互に密接な関連があるものであることを踏まえ，子どもが保育士や他の子どもとの暖かな触れ合いの中で楽しい食事をすることが，しなやかな心と体の発達を促すよう配慮すること． ② 食欲が調理法の工夫だけでなく，生活全体の充実によって増進されることを踏まえ，食事はもちろんのこと，子どもが遊びや睡眠，排泄などの諸活動をバランスよく展開し，食欲を育むよう配慮すること． ③ 健康と食べものの関係について関心を促すに当たっては，子どもの興味・関心を踏まえ，全職員が連携のもと，子どもの発達に応じた内容に配慮すること． ④ 食習慣の形成に当たっては，子どもの自立心を育て，子どもが他の子どもとかかわりながら，主体的な活動を展開する中で，食生活に必要な習慣を身につけるように配慮すること．

	ねらい	内　容	配慮事項
3歳以上児	「食と人間関係」 ① 自分で食事ができること，身近な人と一緒に食べる楽しさを味わう． ② 様々な人々との会食を通して，愛情や信頼感を持つ． ③ 食事に必要な基本的な習慣や態度を身につける．	① 身近な大人や友達とともに，食事をする喜びを味わう． ② 同じ料理を食べたり，分け合って食事することを喜ぶ． ③ 食生活に必要なことを，友達とともに協力して進める． ④ 食の場を共有する中で，友達とのかかわりを深め，思いやりを持つ． ⑤ 調理をしている人に関心を持ち，感謝の気持ちを持つ． ⑥ 地域のお年寄りや外国の人など様々な人々と食事を共にする中で，親しみを持つ． ⑦ 楽しく食事をするために，必要なきまりに気づき，守ろうとする．	① 大人との信頼関係に支えられて自分自身の生活を確立していくことが人とかかわる基盤となることを考慮し，子どもと共に食事をする機会を大切にする．また，子どもが他者と食事を共にする中で，多様な感情を体験し，試行錯誤しながら自分の力で行うことの充実感を味わうことができるよう，子どもの行動を見守りながら適切な援助を行うように配慮すること． ② 食に関する主体的な活動は，他の子どもとのかかわりの中で深まり，豊かになるものであることを踏まえ，食を通して，一人一人を生かした集団を形成しながら，人とかかわる力を育てていくように配慮する．また，子どもたちと話し合いながら，自分たちのきまりを考え，それを守ろうとすることが，楽しい食事につながっていくことを大切にすること． ③ 思いやりの気持ちを培うに当たっては，子どもが他の子どもとのかかわりの中で他者の存在に気付き，相手を尊重する気持ちを持って行動できるようにする．特に，葛藤やつまずきの体験を重視し，それらを乗り越えることにより，次第に芽生える姿を大切にすること． ④ 子どもの食生活と関係の深い人々と触れ合い，自分の感情や意志を表現しながら共に食を楽しみ，共感し合う体験を通して，高齢者をはじめ，地域，外国の人々などと親しみを持ち，人とかかわることの楽しさや人の役に立つ喜びを味わうことができるようにする．また，生活を通して親の愛情に気づき，親を大切にしようとする気持ちが育つようにすること．
	「食と文化」 ① いろいろな料理に出会い，発見を楽しんだり，考えたりし，様々な文化に気づく． ② 地域で培われた食文化を体験し，郷土への関心を持つ． ③ 食習慣，マナーを身につける．	① 食材にも旬があることを知り，季節感を感じる． ② 地域の産物を生かした料理を味わい，郷土への親しみを持つ． ③ 様々な伝統的な日本特有の食事を体験する． ④ 外国の人々など，自分と異なる食文化に興味や関心を持つ． ⑤ 伝統的な食品加工に出会い，味わう． ⑥ 食事にあった食具（スプーンや箸など）の使い方を身につける． ⑦ 挨拶や姿勢など，気持ちよく食事をするためのマナーを身につける．	① 子どもが，生活の中で様々な食文化とかかわり，次第に周囲の世界に好奇心を抱き，その文化に関心を持ち，自分なりに受け止めることができるようになる過程を大切にすること． ② 地域・郷土の食文化などに関しては，日常と非日常いわゆる「ケとハレ」のバランスを踏まえ，子ども自身が季節の恵み，旬を実感することを通して，文化の伝え手となれるよう配慮すること． ③ 様々な文化があることを踏まえ，子どもの人権に十分配慮するとともに，その文化の違いを認め，互いに尊重する心を育てるよう配慮する．また，必要に応じて一人一人に応じた食事内容を工夫するようにすること． ④ 文化に見合った習慣やマナーの形成に当たっては，子どもの自立心を育て，子どもが積極的にその文化にかかわろうとする中で身につけるように配慮すること．

	ねらい	内　容	配慮事項
3歳以上児	「いのちの育ちと食」 ① 自然の恵みと働くことの大切さを知り，感謝の気持ちを持って食事を味わう． ② 栽培，飼育，食事などを通して，身近な存在に親しみを持ち，すべてのいのちを大切にする心を持つ． ③ 身近な自然にかかわり，世話をしたりする中で，料理との関係を考え，食材に対する感覚を豊かにする．	① 身近な動植物に関心を持つ． ② 動植物に触れ合うことで，いのちの美しさ，不思議さなどに気づく． ③ 自分たちで野菜を育てる． ④ 収穫の時期に気づく． ⑤ 自分たちで育てた野菜を食べる． ⑥ 小動物を飼い，世話をする． ⑦ 卵や乳など，身近な動物からの恵みに，感謝の気持ちを持つ． ⑧ 食べものを皆で分け，食べる喜びを味わう．	① 幼児期において自然のもつ意味は大きく，その美しさ，不思議さ，恵みなどに直接触れる体験を通して，いのちの大切さに気づくことを踏まえ，子どもが自然とのかかわりを深めることができるよう工夫すること． ② 身近な動植物に対する感動を伝え合い，共感し合うことなどを通して自らかかわろうとする意欲を育てるとともに，様々なかかわり方を通してそれらに対する親しみ，いのちを育む自然の摂理の偉大さに畏敬の念を持ち，いのちを大切にする気持ちなどが養われるようにすること． ③ 飼育・栽培に関しては，日常生活の中で子ども自身が生活の一部として捉え，体験できるように環境を整えること．また，大人の仕事の意味が分かり，手伝いなどを通して，子どもが積極的に取り組めるように配慮すること． ④ 身近な動植物，また飼育・栽培物の中から保健・安全面に留意しつつ，食材につながるものを選び，積極的に食する体験を通して，自然と食事，いのちと食事のつながりに気づくように配慮すること． ⑤ 小動物の飼育に当たってはアレルギー症状などを悪化させないように十分な配慮をすること．
	「料理と食」 ① 身近な食材を使って，調理を楽しむ． ② 食事の準備から後片付けまでの食事づくりに自らかかわり，味や盛りつけなどを考えたり，それを生活に取り入れようとする． ③ 食事にふさわしい環境を考えて，ゆとりある落ち着いた雰囲気で食事をする．	① 身近な大人の調理を見る． ② 食事づくりの過程の中で，大人の援助を受けながら，自分でできることを増やす． ③ 食べたいものを考える． ④ 食材の色，形，香りなどに興味を持つ． ⑤ 調理器具の使い方を学び，安全で衛生的な使用法を身につける． ⑥ 身近な大人や友達と協力し合って，調理することを楽しむ． ⑦ おいしそうな盛り付けを考える． ⑧ 食事が楽しくなるような雰囲気を考え，おいしく食べる．	① 自ら調理し，食べる体験を通して，食欲や主体性が育まれることを踏まえ，子どもが食事づくりに取り組むことができるように工夫すること． ② 一人一人の子どもの興味や自発性を大切にし，調理しようとする意欲を育てると共に，様々な料理を通して素材に目を向け，素材への関心が養われるようにすること． ③ 安全・衛生面に配慮しながら，扱いやすい食材，調理器具などを日常的に用意し，子どもの興味・関心に応じて自分で調理することができるように配慮すること．そのため，保育所の全職員が連携し，栄養士や調理員が食事をつくる場面を見たり，手伝う機会を大切にすること．

付表 3 「第 4 次食育推進基本計画」について

○ 食育基本法（平成 17 年 6 月 17 日法律第 63 号）第 16 条に基づき，「食育の推進に関する施策の総合的かつ計画的な推進を図るため」に，食育推進会議（農林水産大臣（会長），関係閣僚，民間有識者で構成）が作成

○ 第 1 次計画は平成 18～22 年度まで，第 2 次計画は平成 23～27 年度まで，第 3 次計画は平成 28～32 年度まで，第 4 次計画は令和 3～7 年の 5 年間について定める

●第 4 次食育推進基本計画（令和 3～7 年度）の概要

・基本的な方針（重点事項）	① 生涯を通じた心身の健康を支える食育の推進　　国民の健康の視点┐連携 ② 持続可能な食を支える食育の推進　　社会・環境・文化の視点┘ ③「新たな日常」やデジタル化に対応した食育の推進　　　横断的な視点 　※これらを SDGs の観点から相互に連携して総合的に推進
・食育推進の目標	・栄養バランスに配慮した食生活の実践 ・産地や生産者への意識 ・学校給食での地場産物を活用した取組等の増加 ・環境に配慮した農林水産物・食品の選択　等
・推進する内容	① 家庭における食育の推進 　・乳幼児期からの基本的な生活習慣の形成 　・在宅時間を活用した食育の推進 ② 学校，保育所等における食育の推進 　・栄養教諭の一層の配置促進 　・学校給食の地場産物利用促進へ連携・協働 ③ 地域における食育の推進 　・健康寿命の延伸につながる食育の推進 　・地域における共食の推進 　・日本型食生活の実践の推進 　・貧困等の状況にある子供に対する食育の推進 ④ 食育推進運動の展開 　・食育活動表彰，全国食育推進ネットワークの活用，デジタル化への対応 ⑤ 生産者と消費者との交流促進，環境と調和のとれた農林漁業の活性化等 　・農林漁業体験や地産地消の推進 　・持続可能な食につながる環境に配慮した消費の推進 　・食品ロス削減を目指した国民運動の展開 ⑥ 食文化の継承のための活動への支援等 　・中核的な人材の育成や郷土料理のデータベース化や国内外への情報発信など， 　　地域の多様な食文化の継承につながる食育の推進 　・学校給食等においても，郷土料理の歴史やゆかり，食材などを学ぶ取組を推進 ⑦ 食品の安全性，栄養その他の食生活に関する調査，研究，情報の提供及び国際交流の推進 　・食品の安全性や栄養等に関する情報提供 　・食品表示の理解促進
・施策の推進に必要な事項	① 多様な関係者の連携・協働の強化 ② 地方公共団体による推進計画の作成等とこれに基づく施策の促進　等

●第4次食育推進基本計画における食育の推進に当たっての目標

目標 具体的な目標	現状値 (令和2年度)	目標値 (令和7年度)
1 食育に関心を持っている国民を増やす		
① 食育に関心を持っている国民の割合	83.2%	90%以上
2 朝食又は夕食を家族と一緒に食べる「共食」の回数を増やす		
② 朝食又は夕食を家族と一緒に食べる「共食」の回数	週9.6回	週11回以上
3 地域等で共食したいと思う人が共食する割合を増やす		
③ 地域等で共食したいと思う人が共食する割合	70.7%	75%以上
4 朝食を欠食する国民を減らす		
④ 朝食を欠食する子供の割合	4.6%※	0%
⑤ 朝食を欠食する若い世代の割合	21.5%	15%以下
5 学校給食における地場産物を活用した取組等を増やす		
⑥ 栄養教諭による地場産物に係る食に関する指導の平均取組回数	月9.1回※	月12回以上
⑦ 学校給食における地場産物を使用する割合(金額ベース)を現状値 (令和元年度)から維持・向上した都道府県の割合	—	90%以上
⑧ 学校給食における国産食材を使用する割合(金額ベース)を現状値 (令和元年度)から維持・向上した都道府県の割合	—	90%以上
6 栄養バランスに配慮した食生活を実践する国民を増やす		
⑨ 主食・主菜・副菜を組み合わせた食事を1日2回以上ほぼ毎日食べている国民 の割合	36.4%	50%以上
⑩ 主食・主菜・副菜を組み合わせた食事を1日2回以上ほぼ毎日食べている若い 世代の割合	27.4%	40%以上
⑪ 1日当たりの食塩摂取量の平均値	10.1g※	8g以下
⑫ 1日当たりの野菜摂取量の平均値	280.5g※	350g以上
⑬ 1日当たりの果物摂取量100g未満の者の割合	61.6%※	30%以下
7 生活習慣病の予防や改善のために,ふだんから適正体重の維持や減塩等に気をつ けた食生活を実践する国民を増やす		
⑭ 生活習慣病の予防や改善のために,ふだんから適正体重の維持や減塩等に気 をつけた食生活を実践する国民の割合	64.3%	75%以上
8 ゆっくりよく噛んで食べる国民を増やす		
⑮ ゆっくりよく噛んで食べる国民の割合	47.3%	55%以上
9 食育の推進に関わるボランティアの数を増やす		
⑯ 食育の推進に関わるボランティア団体等において活動している国民の数	36.2万人※	37万人以上
10 農林漁業体験を経験した国民を増やす		
⑰ 農林漁業体験を経験した国民(世帯)の割合	65.7%	70%以上
11 産地や生産者を意識して農林水産物・食品を選ぶ国民を増やす		
⑱ 産地や生産者を意識して農林水産物・食品を選ぶ国民の割合	73.5%	80%以上
12 環境に配慮した農林水産物・食品を選ぶ国民を増やす		
⑲ 環境に配慮した農林水産物・食品を選ぶ国民の割合	67.1%	75%以上
13 食品ロス削減のために何らかの行動をしている国民を増やす		
⑳ 食品ロス削減のために何らかの行動をしている国民の割合	76.5%※	80%以上
14 地域や家庭で受け継がれてきた伝統的な料理や作法等を継承し,伝えている国 民を増やす		
㉑ 地域や家庭で受け継がれてきた伝統的な料理や作法等を継承し,伝えている 国民の割合	50.4%	55%以上
㉒ 郷土料理や伝統料理を月1回以上食べている国民の割合	44.6%	50%以上
15 食品の安全性について基礎的な知識を持ち,自ら判断する国民を増やす		
㉓ 食品の安全性について基礎的な知識を持ち,自ら判断する国民の割合	75.2%	80%以上
16 推進計画を作成・実施している市町村を増やす		
㉔ 推進計画を作成・実施している市町村の割合	87.5%※	100%

注) 学校給食における使用食材の割合(金額ベース,令和元年度)の全国平均は,地場産物52.7%,　　※は令和元年度の数値
　　国産食材87%となっている.

付図 1　乳児身体発育曲線と幼児身体発育曲線（平成 22 年調査）

乳児身体発育曲線

〈男〉

お子さんの体重や身長をこのグラフに記入しましょう

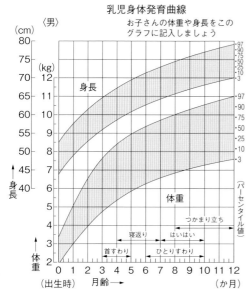

首すわり，寝返り，ひとりすわり，つかまり立ち，はいはい及びひとり歩きの矢印は，約半数の子どもができるようになる月・年齢から，約 9 割の子どもができるようになる月・年齢までの期間を表したものです．
お子さんができるようになったときを矢印で記入しましょう．

幼児身体発育曲線

〈男〉

お子さんの体重や身長をこのグラフに記入しましょう

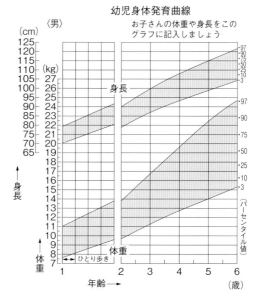

身長と体重のグラフ：線の中には，各月・年齢の 94 パーセントの子どもの値が入ります．乳幼児の発育は個人差が大きいですが，このグラフを一応の目安としてください．なお，2 歳未満の身長は寝かせて測り，2 歳以上の身長は立たせて測ったものです．

乳児身体発育曲線

〈女〉

お子さんの体重や身長をこのグラフに記入しましょう

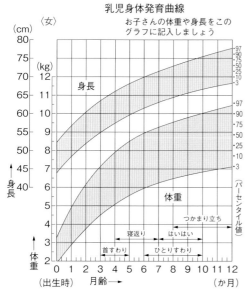

首すわり，寝返り，ひとりすわり，つかまり立ち，はいはい及びひとり歩きの矢印は，約半数の子どもができるようになる月・年齢から，約 9 割の子どもができるようになる月・年齢までの期間を表したものです．
お子さんができるようになったときを矢印で記入しましょう．

幼児身体発育曲線

〈女〉

お子さんの体重や身長をこのグラフに記入しましょう

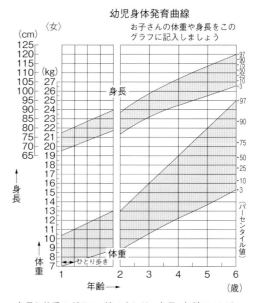

身長と体重のグラフ：線の中には，各月・年齢の 94 パーセントの子どもの値が入ります．乳幼児の発育は個人差が大きいですが，このグラフを一応の目安としてください．なお，2 歳未満の身長は寝かせて測り，2 歳以上の身長は立たせて測ったものです．

（厚生労働省：乳幼児身体発育調査，2010）

参考文献

1) 海老澤元宏，杉崎千鶴子，佐藤さくら，今井孝成：消費者庁令和3年度食物アレルギーに関連する食品表示に関する調査研究事業報告書，2022
2) 栄養学レビュー編集委員会編：マラボーシンポジウム 母体の栄養と児の生涯にわたる健康，ILSI Japan，建帛社，2007
3) 麻見直美，塚原典子：好きになる栄養学，講談社，2008
4) 外務省，日本ユニセフ協会：私たちがつくる持続可能な世界，2019
5) 亀城和子ほか：保育所の食事を通して食育を，学建書院，2010
6) 公益社団法人日本栄養士会：災害時における乳幼児の栄養支援の手引き，2019
7) 厚生労働省：歯科保健と食育のあり方に関する検討会報告書，2009
8) 厚生労働省：児童福祉施設における食事の提供ガイド，2010
9) 厚生労働省：授乳・離乳の支援ガイド，2019
10) 厚生労働省：第4次食育推進基本計画，2021
11) 厚生労働省：大量調理施設衛生管理マニュアル，2017
12) 厚生労働省：乳幼児身体発育調査，2010
13) 厚生労働省：平成27年度乳幼児栄養調査，2016
14) 厚生労働省：保育所におけるアレルギー対応ガイドライン（2019年改訂版），2019
15) 厚生労働省：保育所における食事の提供ガイドライン，2012
16) 厚生労働省：保育所保育指針，2017
17) 厚生労働省：楽しく食べる子どもに～保育所における食育に関する指針～，2004
18) 厚生労働省：食を通じた子どもの健全育成（いわゆる「食育」）に関する取組の推進について，2004
19) 厚生労働省「日本人の食事摂取基準」策定検討会報告書：日本人の食事摂取基準（2020年版），第一出版，2019
20) 小林　登：育つ育てるふれあいの子育て，風濤社，2000
21) 佐伯節子，赤塚順一，野原八千代：保育者のための新小児栄養学，医歯薬出版，2001
22) 汐見稔幸，無藤隆 監修：〈平成30年施行〉保育所保育指針　幼稚園教育要領　幼保連携型認定こども園教育・保育要領　解説とポイント，ミネルヴァ書房，2018
23) 四宮陽子：クッキング エクスペリメント，学建書院，2007
24) 高野　陽，水野清子ほか：小児栄養 子どもの栄養と食生活 第3版，医歯薬出版，2003
25) 堤ちはる，土井正子 編：子育て・子育ちを支援する―小児栄養，萌文書林，2009
26) 東京書籍編集部編：ビジュアルワイド 食品成分表，東京書籍，2006
27) 日本子ども家庭総合研究所：乳幼児と保護者，妊産婦のための防災ハンドブック，2014
28) 保育所における食育計画研究会編：保育所における食育の計画づくりガイド，財団法人 児童育成協会 児童給食事業部発行，2008
29) 文部科学省：学校給食実施基準の一部改正について，2021
30) 柳澤正義 監修：授乳・離乳の支援ガイド 実践の手引き，母子保健事業団，2008
31) 若者の食生活研究会 編：トレンディ「食」ショック，芽ばえ社，1991
32) 内閣府ホームページ：http://www.cao.go.jp
33) 厚生労働省ホームページ：http://www.mhlw.go.jp
34) 食品安全委員会ホームページ：http://www.fsc.go.jp

索　引

あ 行

愛着関係 ······················· 3
亜鉛 ··························· 17
アドレナリン自己注射 ············· 136
アナフィラキシーショック ········· 135
アミノ酸 ······················ 14
　——補足効果 ················· 15
アレルギー ···················· 47
　——除去療法 ················ 138
イオウ ························ 17
育児用ミルク ·················· 48
医師の診断 ···················· 138
医療機関 ······················ 107
飲酒 ····················· 47, 97
栄養教諭 ······················ 91
栄養士 ························ 104
液体ミルク ···················· 147
エピペン® ····················· 136
塩素 ·························· 17
嘔吐 ·························· 134
オキシトシン ·················· 40
お弁当 ························ 79

か 行

各専門職の連携 ················ 107
過食症 ························ 89
家族の好みの食卓 ·············· 113
学校給食 ······················ 90
学校給食実施基準 ·············· 91
学校給食法 ···················· 90
カリウム ······················ 17

カルシウム ···················· 17
環境ホルモン ·················· 47
間食 ····················· 78, 86
喫煙 ····················· 47, 97
喫煙と飲酒 ···················· 96
機能性成分 ···················· 20
基本的な生活習慣 ·············· 112
吸収 ·························· 10
給食委員会 ···················· 125
吸てつ反射 ···················· 126
牛乳・乳製品 ················· 9, 10
給与栄養目標量 ················ 121
拒食症 ························ 89
果物 ······················ 9, 10
クロム ························ 17
下痢 ·························· 134
五感 ·························· 105
個食 ··························· 5
孤食 ······················ 5, 86
五大栄養素 ··················· 8, 9
こだわりによる偏食 ············· 143
コバルト ······················ 17
混合栄養 ··················· 40, 55

さ 行

三大栄養素 ···················· 9
しくみ ························ 128
脂質 ·························· 12
実践に対する評価 ·············· 102
脂肪酸 ························ 12
社会的な問題 ·················· 105
煮沸消毒 ······················ 51
終末殺菌法 ···················· 54

主菜 ……………………………… 9，10，31，33
主食 …………………………………… 9，31
授乳 …………………………………… 54，126
授乳・離乳の支援ガイド ……… 41，58，62
授乳期 ………………………………………… 38
消化 …………………………………………… 10
小食 …………………………………………… 5
脂溶性ビタミン …………………… 16，18
食育 …………………… 100，102，159
食育基本法 ………………………………… 100
食育推進基本計画 ……………………… 109
　　第4次—— ………………… 109，163
食事摂取基準 ……………………………… 20
食事バランスガイド ………… 23，24，25，31
食習慣の傾向 ……………………………… 85
食生活指針 …………… 25，26，27，94
食中毒 ……………………………………… 123
植物性食品 ………………………………… 29
食文化 ……………………………………… 105
食物アレルギー ………………… 64，135
食物繊維 …………………………… 18，135
初乳 …………………………………………… 42
自立支援計画 ……………………………… 130
人工栄養 ………………… 40，48，55
身体発達 …………………………………… 84
人的・物的な保育環境 ………………… 104
水溶性ビタミン …………………… 16，18
生活管理指導表 ………………………… 140
生活習慣 …………………………………… 112
生活習慣病 ………………………… 64，87
成熟乳 ……………………………………… 42
生体リズム ………………………………… 112
成長曲線 …………………………………… 30
摂食機能 ………… 56，57，65，143，144
摂食障害 …………………………………… 89
セレン ……………………………………… 17
先天性代謝異常症 ……………………… 50
専門医の指示 …………………………… 136

た 行

ダイエット ………………………………… 88

ダイオキシン ……………………………… 46
第二急伸期 ………………………………… 84
楽しく食べる子どもに
　　〜保育所における食育に関する指針〜 …… 100
食べる環境の整備 ……………………… 106
食べる機能 ……………………………… 142
食べる際の姿勢 ………………………… 142
たまご料理 ………………………………… 33
炭水化物 …………………………………… 11
たんぱく質 ………………………………… 14
　　——補足効果 ………………………… 15
中性脂肪 …………………………………… 12
朝食欠食 …………………………… 81，85
調製粉乳 …………………………………… 48
腸内の善玉菌 …………………………… 135
調乳 ………………………………………… 51
つわり ……………………………………… 97
低出生体重児 …………………………… 96
低出生体重児用ミルク ………………… 49
鉄 …………………………………… 17，98
手づかみ食べ ……………… 58，61，65
鉄欠乏性貧血 …………………… 89，98
銅 …………………………………………… 17
糖質 ………………………………………… 11
動物性食品 ………………………………… 29
動物性たんぱく質 ……………………… 15
特殊ミルク ………………………………… 50
特殊用途粉乳 …………………………… 50

な 行

ナイアシン ………………………………… 18
ナトリウム ………………………………… 17
日本型食生活 …………………………… 112
日本人の食事摂取基準 ………… 21，152
乳酸菌 …………………………………… 135
乳児ビタミンK欠乏性出血症 ………… 46
乳糖不耐症 ……………………………… 50
乳幼児身体発育曲線 ………………… 165
妊娠悪阻 …………………………………… 97
妊娠高血圧症候群 ……………………… 97
妊娠中の体重増加の目安 ……………… 96

妊娠糖尿病 ……………………………… 97
熱による発汗 …………………………… 135
ノロウィルス …………………………… 124

は 行

発熱 ……………………………………… 135
早寝早起き朝ご飯 ……………………… 112
ハレの日 ………………………………… 129
パントテン酸 …………………………… 18
ビオチン ………………………………… 18
非常食 …………………………………… 146
ビタミン ………………………………… 16
　——A …………………………………… 18
　——B$_1$ ………………………………… 18
　——B$_{12}$ ……………………………… 18
　——B$_2$ ………………………………… 18
　——B$_6$ ………………………………… 18
　——C …………………………………… 18
　——D …………………………………… 18
　——E …………………………………… 18
　——K …………………………………… 18
必須（不可欠）アミノ酸 ……………… 14
必須脂肪酸 ……………………………… 13
肥満 …………………………………… 38, 87
　幼児期の—— ………………………… 82
　学童期の—— ………………………… 87
貧血 ……………………………………… 98
フォローアップミルク ………………… 49
付加量 …………………………………… 38
副菜 ………………………………… 9, 10, 31
フッ素 …………………………………… 17
ブドウ糖 ………………………………… 11
プロビタミン …………………………… 17
プロラクチン …………………………… 40
ベビーフード ………………………… 66, 68
ペプチドミルク ………………………… 49
偏食 ……………………………………… 80
便秘 ……………………………………… 135
保育所におけるアレルギー対応ガイドライン
　………………………………………… 141

保育所における食育の計画づくりガイド …… 103
保育所における食事の提供ガイドライン …… 109
保育所保育指針 ……………………… 7, 100
放射性セシウム ………………………… 150
保健所 …………………………………… 107
保健センター …………………………… 107
母乳栄養 …………………………… 40, 41
母乳性黄疸 ……………………………… 46
母乳の成分 ……………………………… 42
母乳の利点 ……………………………… 44
母乳の冷凍保存 ………………………… 46
母乳不足 ………………………………… 45

ま 行

マグネシウム …………………………… 17
マンガン ………………………………… 17
水 ………………………………………… 19
ミネラル（無機質） ……………… 16, 17
無菌操作法 ……………………………… 51
むし歯 …………………………………… 83
モリブデン ……………………………… 17

や 行

薬物 ……………………………………… 47
やせ …………………………………… 89, 96
葉酸 ………………………………… 18, 98
ヨウ素 …………………………………… 17

ら 行

離乳食 …………………………………… 56
　——の進め方の目安 ……………… 60, 63
リン ……………………………………… 17

＊

3色食品群 ……………………………… 29
6つの基礎食品群 …………………… 28, 31
SDGs …………………………………… 110

〈執 筆〉　菅原　　園
　　　　　聖徳大学幼児教育専門学校

　　　　　小野　友紀
　　　　　大妻女子大学短期大学部

　　　　　麻見　直美
　　　　　筑波大学

　　　　　島本　和恵
　　　　　昭和学院短期大学

　　　　　祓川摩有
　　　　　聖徳大学
　　　　　愛育クリニック

　　　　　本藤　亜美
　　　　　小田原短期大学

発育期の子どもの食生活と栄養

2011 年 2 月 10 日　　第 1 版第 1 刷発行
2013 年 2 月 1 日　　第 2 版第 1 刷発行
2014 年 4 月 1 日　　第 2 版第 2 刷発行
2014 年 10 月 1 日　　第 2 版第 3 刷発行
2015 年 2 月 1 日　　第 3 版第 1 刷発行
2017 年 2 月 1 日　　第 3 版第 2 刷発行
2019 年 3 月 1 日　　第 3 版第 3 刷発行
2020 年 9 月 1 日　　第 4 版第 1 刷発行
2023 年 3 月 1 日　　第 4 版第 2 刷発行

　　　　　　　　　　著　　者　　菅　原　　　園
　　　　　　　　　　　　　　　　小　野　友　紀
　　　　　　　　　　　　　　　　麻　見　直　美
　　　　　　　　　　　　　　　　島　本　和　恵
　　　　　　　　　　　　　　　　祓　川　摩　有
　　　　　　　　　　　　　　　　本　藤　亜　美
　　　　　　　　　　発 行 者　　百　瀬　卓　雄
　　　　　　　発 行 所　　株式会社　学建書院
　　　　　　　〒113-0033　東京都文京区後楽 1-1-15-3F
　　　　　　　TEL（03）3816-3888　FAX（03）3814-6679
　　　　　　　http://www.gakkenshoin.co.jp
　　　　　　　印刷・製本　三報社印刷㈱

ISBN978-4-7624-3877-6